主编
曹艳佩　黄晓敏　顾爱萍

主审
严　豪

腹膜透析
临床护理病例解析

CLINICAL NURSING
OF PERITONEAL DIALYSIS
CASES REPORT

上海科学技术出版社

图书在版编目（CIP）数据

腹膜透析临床护理病例解析 / 曹艳佩，黄晓敏，顾爱萍主编 ; 严豪主审. -- 上海 : 上海科学技术出版社，2022.7
ISBN 978-7-5478-5645-1

Ⅰ. ①腹… Ⅱ. ①曹… ②黄… ③顾… ④严… Ⅲ. ①腹膜透析－护理－病案－分析 Ⅳ. ①R473

中国版本图书馆CIP数据核字(2022)第012226号

感谢复旦大学双一流建设项目(项目编号:2018－22－40)对本书出版提供支持。

腹膜透析临床护理病例解析
主编/曹艳佩　黄晓敏　顾爱萍
主审/严豪

上海世纪出版(集团)有限公司
上海科学技术出版社 出版、发行
(上海市闵行区号景路159弄A座9F－10F)
邮政编码 201101　www.sstp.cn
上海雅昌艺术印刷有限公司印刷
开本 787×1092　1/16　印张 9
字数：160千字
2022年7月第1版　2022年7月第1次印刷
ISBN 978－7－5478－5645－1/R・2471
定价：68.00元

内容提要

本书通过 34 例腹膜透析常见及疑难病例，列举了腹膜透析常见并发症的护理方法，包括感染、机械因素相关并发症、容量相关性并发症、钙磷代谢紊乱，并分析了少见但严重影响透析质量的并发症的诊断及临床表现。书中每个病例均附有作者的护理经验与体会，同时邀请专家进行专业点评，可帮助腹膜透析护理人员提升临床思维，从而提升护理质量。

本书读者对象为各级腹膜透析中心护理人员。

作者名单

主　编・曹艳佩　黄晓敏　顾爱萍

副主编・汪海燕　戴静静　刑小红　袁　立　王丽雅　李红仙

主　审・严　豪

编　者・按姓氏拼音排序

曹艳佩・复旦大学附属华山医院

陈望升・复旦大学附属华山医院

储明子・上海交通大学医学院附属第九人民医院

戴静静・上海交通大学医学院附属新华医院

杜　俊・中国人民解放军海军军医大学附属长海医院

樊晶晶・同济大学附属第十人民医院

方　芳・同济大学附属第十人民医院

葛霄琳・复旦大学附属华山医院

宫婵娟・中国人民解放军海军军医大学附属长征医院

顾爱萍・上海交通大学医学院附属仁济医院

顾慧恩・上海市浦东新区人民医院

顾　静・上海市闵行区中心医院

黄佳颖・上海交通大学医学院附属仁济医院

黄柳燕・上海中医药大学附属龙华医院
黄晓敏・上海交通大学医学院附属瑞金医院
李红仙・中国人民解放军海军特色医学中心
李黎梅・上海中医药大学附属龙华医院
李　娜・上海交通大学医学院附属仁济医院
毛　卉・复旦大学附属华东医院
梅丽丹・上海市浦东新区人民医院
阮超群・同济大学附属第十人民医院
沈　霞・中国人民解放军海军特色医学中心
施敏敏・中国人民解放军海军特色医学中心
唐　鄰・复旦大学附属华山医院
屠奕超・同济大学附属第十人民医院
汪海燕・中国人民解放军海军军医大学附属长海医院
王　娟・中国人民解放军海军特色医学中心
王丽雅・同济大学附属第十人民医院
王铁云・中国人民解放军海军军医大学附属长海医院
项　波・复旦大学附属中山医院
邢小红・中国人民解放军海军军医大学附属长征医院
徐丽娜・中国人民解放军海军特色医学中心
俞　洁・上海健康医学院附属嘉定区中心医院
袁　立・复旦大学附属华山医院
张春燕・上海交通大学医学院附属瑞金医院
赵丽芳・中国人民解放军海军军医大学附属长海医院
赵　蕊・复旦大学附属儿科医院
赵　欣・中国人民解放军海军特色医学中心
周　清・复旦大学附属儿科医院

前言

慢性肾脏病在全球都是一个非常严重的健康问题。根据流行病学调查，慢性肾脏病在我国的患病率达 10.8%，由此导致的终末期肾病人数每年快速增长，需要进行肾脏替代治疗的患者逐年增加。腹膜透析作为终末期肾病替代治疗的方式之一，因操作简单易学、居家治疗生活便利、较好地保护残肾功能、避免交叉感染等优势，成为越来越多终末期肾病患者的治疗方式，与腹膜透析治疗相关的科学研究、护理管理、临床新技术也均在飞速发展。

随着腹膜透析治疗越来越成熟，腹膜透析患者人数大幅度增长，各大腹膜透析中心纷纷成立，对患者的护理管理、治疗随访、健康教育更加规范。在腹膜透析患者增加的同时，腹膜透析相关并发症也不断出现，且疑难、少见的并发症有上升趋势，各种并发症常导致腹膜透析患者退出治疗、经济负担增加、生活质量降低和生存时间缩短。

腹膜透析专职护士是患者管理的主力军，通过随访患者，及时发现问题、早期处理，避免病情进一步恶化；通过持续的健康教育，促进患者自身管理能力提高，从而减少并发症的发生。目前全国很多腹膜透析中心刚刚成立，腹膜透析专职护士还需逐步培养。为了让更多腹膜透析专职护士快速成长，上海市护理学会腹膜透析学组历时一年多，精心挑选了上海市各大腹膜透析中心提供的经典病例，编写了《腹膜透析临床护理病例解析》。

本书包含五章，即腹膜透析相关感染、机械因素相关并发症、容量相关并发症、钙磷代谢紊乱、特殊的腹膜透析治疗及并发症，共 34 个病例，每个病例包括病史概述、发生的主要问题、治疗与护理、临床转归、护理经验与体会、专家点评等。此书由上海腹膜透析领域的护理专家总结临床实践经验，通过专题讨论分析，并结合腹膜透析领域的一些最新进展编写而成；同时还邀请了知名腹膜透析医疗专家进行指导与点评，以保证其科学性和权威性。期望本书能为广大腹膜透析护理人员提供一些临床经验和借鉴，从而提高对腹膜透析并发症的认知能力和管理能力，改善疾病预后。

本书的编写得到复旦大学双一流建设项目的大力支持，同时也得到了上海交通大学医学院附属仁济医院严豪教授的悉心指导，在此表示衷心的感谢。恳请广大护理同仁对本书提出宝贵的意见和建议。

主编

目录

第1章 腹膜透析相关感染

第2章 机械因素相关并发症

第4章 钙磷代谢紊乱

第5章 特殊的腹膜透析治疗及并发症

第 1 章

腹膜透析相关感染

第 1 节 · 出口及隧道感染

病例 1 腹膜透析导管出口肉芽组织增生的治疗与护理

病史概述

患者男性，41 岁，2019 年 11 月 21 日因“规律腹膜透析（peritoneal dialysis，PD；简称腹透）2 年余，腹透导管出口流脓 2 个月”入院。

患者 9 年前被诊断为“多囊肾”，2016 年 2 月开始规律腹透治疗。本次入院前 2 个月，腹透导管出口出现流脓，伴有局部红肿，无发热、腹痛，腹透液未见浑浊，外科门诊多次换药无改善，故收治入院。当时腹透方案为持续性不卧床腹膜透析（continuous ambulatory peritoneal dialysis，CAPD）1.5%腹透液 2000 ml×4 次。患者既往有高血压病史、吸烟史，以及乙型肝炎史，乙型肝炎表面抗原（HBsAg）阳性，乙型肝炎 e 抗体（HBeAb）阳性，乙型肝炎核心抗体（抗 HBc）阳性。

体格检查

患者神志清楚，体温 37℃，脉搏 80 次/分，呼吸 12 次/分，血压 120/80 mmHg。全身皮肤无黄染，浅表淋巴结未及肿大。颈静脉无怒张，甲状腺无肿大，心率 80 次/分，律齐，双肺呼吸音清，腹软，肝脾肋下均未触及，双肾可触及肿大，神经系统未及异常。腹透导管出口处可见肉芽组织形成，挤压隧道有触痛感伴有脓液流出（图 1-1）。

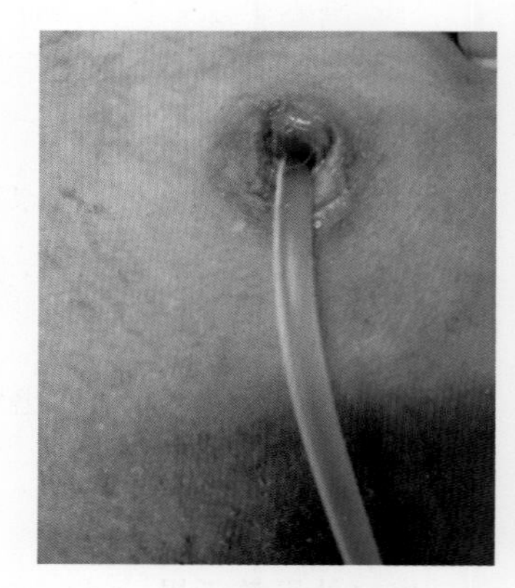

图 1-1　腹透置管口感染

辅助检查

血常规：血红蛋白 98 g/L，红细胞计数 3.67×10^{12}/L，

白细胞计数 $6.30\times10^{9}/L$，中性粒细胞 52.1%，血小板计数 $173.00\times10^{9}/L$。

CRP：7 mg/L。

生化指标：谷丙转氨酶 18 U/L，白蛋白 32.9 g/L，钠 142.0 mmol/L，钾 3.74 mmol/L，氯 100.0 mmol/L，钙 2.18 mmol/L，磷 2.21 mmol/L，葡萄糖 4.15 mmol/L，尿素氮 14.87 mmol/L，肌酐 1 144 μmol/L，尿酸 387 μmol/L。

胸部 CT 平扫：右肺中叶少许炎症及纤维灶，心包少许积液。

下肢静脉彩色多普勒超声：双侧下肢深静脉管腔内血流通畅，未见栓塞表现。

腹部超声：多囊肾，双肾多发结石。双侧输尿管未见明显扩张。

心电图：窦性心律。T 波 aVL 低平。

心彩超：左心室舒张功能稍减退，左心室收缩功能正常。

发生的主要问题

腹透出口感染。

治疗与护理

(1) 2019 年 11 月 22 日行全麻下腹透导管周围异物肉芽肿切除＋腹透导管移位术(图 1-2)，移除的病灶行病理检查(图 1-3)。

(2) 术后患者安返病房，遵医嘱予一级护理，腹带包围伤口 1 个月并做好导管固定。

(3) 术后遵医嘱予头孢哌酮钠舒巴坦钠抗炎治疗，预防感染；同时用硝苯地平控释片(拜新同)、盐酸阿罗洛尔(阿尔马尔)控制血压；纠正贫血；调节钙磷代谢(骨化三醇胶丸)。

(4) 术后严密观察伤口有无渗血、渗液，向患者宣教勿牵拉、压迫、扭曲腹透导管，勿搔抓伤口。

(5) 每次换药严格无菌操作，换药后，观察腹透出口处伤口愈合情况，并做好记录。

(6) 2019 年 11 月 24 日脓液培养：金黄色葡萄球菌生长；药敏试验：示头孢哌酮钠舒巴坦钠敏感。

(7) 2019 年 11 月 27 日术后病理诊断：肉眼所见带皮组织一块，大小 6 cm×1.5 cm×2 cm，皮肤面积 6 cm×1.5 cm；病理提示“肉芽肿”、黏膜慢性炎、黏膜糜烂、黏膜下大量淋巴细胞和浆细胞聚集。

(8) 术后第 2 日开始腹透治疗，1.5%腹透液 2 L×4 次/天，CAPD 模式。

临床转归

出口处平整干燥，皮肤完整，无肿胀发红(图 1-4)。

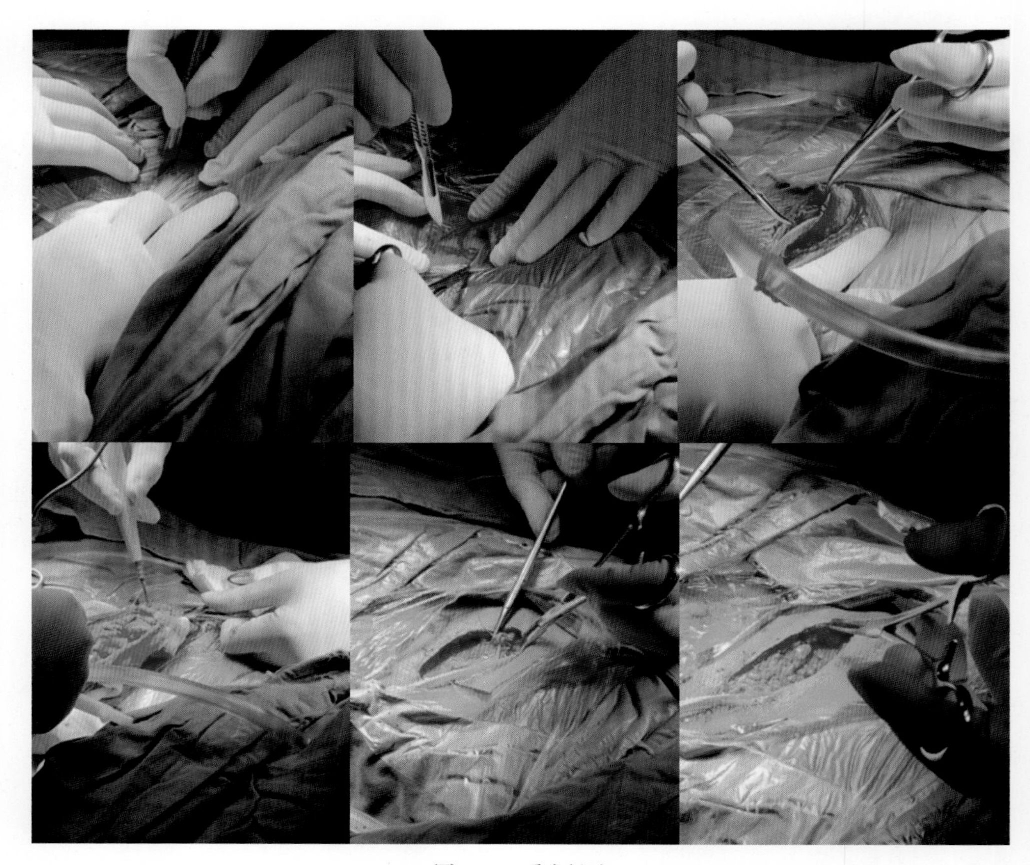

图 1-2 手术经过

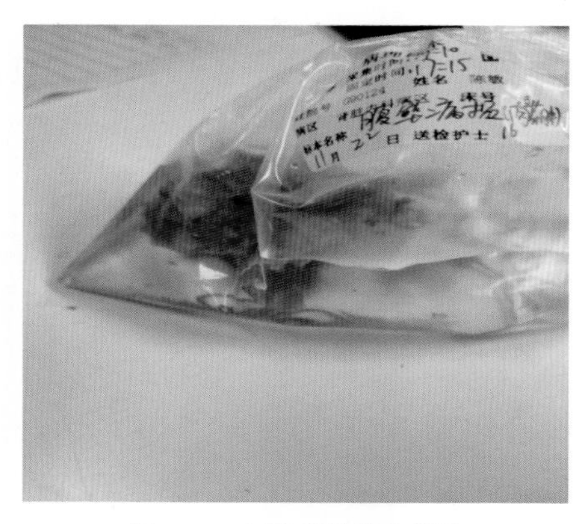

图 1-3 切除送检的肉芽肿

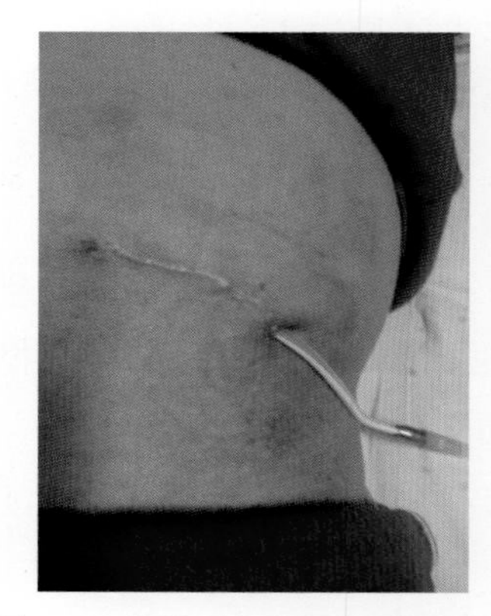

图 1-4 术后 3 个月腹透置管出口处

护理经验与体会

腹透导管相关感染(包括出口及隧道炎症)发生的主要原因包括未按要求进行出口护理、牵拉导管,导致出口周围组织损伤、长期营养不良、贫血、免疫抑制状态、透析液渗漏等。该患者在腹透置管1年后,腹透导管未再用腹带固定,每日反复牵拉导管。发生损伤后未及时就医,最终导致出口及隧道感染。故应加强对患者的操作培训,尤其是对出口处护理的培训,教会患者判断、处理出口和(或)隧道感染的方法。

1. 加强导管出口及隧道的检查·患者每次随访都需要观察出口及隧道,发现有分泌物时应第一时间做分泌物涂片和培养,完善血常规、C反应蛋白、血白蛋白、腹透液常规、腹透液涂片及培养、导管隧道超声等检查。培训护理人员正确留取标本送检,可以增加细菌的检出率,指导临床根据药敏结果及时选择用药。

2. 腹透导管出口及隧道观察方法·在每次换药前要先检查和评估外出口情况,即"一看二按三挤压":观察出口处周围皮肤的颜色及包块大小,如果是新置管的腹透患者,要注意动作轻柔,保持导管制动;用指腹按压出口及隧道部位皮肤,观察有无压痛;由远及近按压隧道,观察有无渗出及渗出液性状。

3. 营养护理干预·应重视对腹透患者营养状态的评估,根据患者近阶段的体重变化、胃纳情况、消化道症状、皮脂厚度等进行营养状态的主观全面评估,结合其他营养指标制订食谱。鼓励患者优先进食优质蛋白质,同时保证充足的热量,必要时可使用肠内或肠外静脉营养支持治疗。

4. 加强腹透患者预防感染再培训·腹透健康教育的培训对于患者康复至关重要。腹透专科护士要鼓励患者积极参与培训,告知保护腹透导管的重要性。置管术后妥善固定导管,避免牵拉;注重出口处皮肤的护理,一般情况下对出口处每2日进行1次护理,若出汗较多或有炎症期间以及洗澡过后等要立即更换敷料。禁止盆浴、桑拿及游泳等,学会如何在淋浴时正确使用肛门袋保护导管出口处。对于学习能力较弱的患者要重视随访教育,早期增加电话随访的次数,跟踪随访,定期让患者回院复诊。每次复诊时要加强对换液操作、出口处护理、紧急情况下的模拟处理等的再教育,对于行为不规范的患者给予纠正、再教育培训并重新考核。

专家点评

边 帆

腹透导管相关感染是腹透相关腹膜炎的主要诱因之一,预防和治疗导管相关感染的主要目的是预防腹膜炎的发生。既往国际腹膜透析学会就导管相关感染发布了多个版本的临床指南,并于2017年首次发布以腹透导管相关感染防治为主题的推荐。

出口感染定义为导管-表皮接触处出现脓性分泌物,伴或不伴出口处皮肤红斑。隧道感染的定义为沿导管隧道出现感染性炎症，可由超声检查发现隧道积液。出口感染和隧道感染可以独立或同时发生。管周皮肤发红不伴有脓性分泌物有时是感染的早期表现，也有可能是发生了皮肤过敏，需要临床判断是开始治疗还是密切随访。导管出口表现正常而细菌培养阳性是指细菌定植，而非感染。隧道感染可能表现为皮下隧道上方红斑、水肿、硬结或者压痛，隧道感染通常发生在导管出口感染的情况下，超声研究提示隧道感染通常临床表现较隐匿。金黄色葡萄球菌或铜绿假单胞菌是导管相关感染常见的致病菌且治疗困难。

预防导管相关感染的措施包括：推荐置管前预防性使用抗生素；具备合适资质和经验的护理人员进行腹透培训；导管出口每日局部使用抗生素乳膏或软膏；每周至少 2 次清洁导管出口，每次沐浴后必须进行导管清洁；糖尿病患者的血糖需要调节好；腹透交换和导管护理需要在清洁环境中进行。Schaefer 评分目前被推荐用于出口的监测，分为肿胀（swelling）、硬痂（crust）、发红（redness）、疼痛（pain）、分泌物（drainage）五类，根据面积和程度有相应的分值，超过 4 分认为存在导管出口感染，2～3 分为可疑感染。还可以通过导管隧道超声检查发现隐匿性感染。微生物检查和药物敏感性试验对于确定抗生素治疗很重要，经验型抗感染治疗给予口服适当的、覆盖金黄色葡萄球菌的抗生素。对于出口感染发展为腹膜炎或者同时合并腹膜炎的腹透患者需考虑拔除导管，应在感染完全控制至少 2 周后再考虑重新置管。

（戴静静）

参考文献

[1] 孟庆庆. 腹膜透析相关并发症的原因及处理[J]. 甘肃医药，2018，37(12)：1110 - 1111.
[2] 戴玉韵. 腹膜透析相关隧道及外出口感染的原因分析[J]. CJCM 中医临床研究，2017，9(12)：754 - 776.
[3] Szeto C C, Li P K T, Johnson D W, et al. ISPD catheter-related infection recommendations: 2017 update [J]. Perit Dial Int, 2017，37(2)：141 - 154.

病例 2 用硝酸银点灼法治疗腹膜透析导管出口肉芽组织增生的护理

病史概述

患儿男性，6 岁，2016 年 6 月被诊断为慢性肾脏疾病 5 期，2017 年 7 月在全麻下行腹透导管置入术。一周后开始透析治疗，夜间间歇性腹膜透析（nocturnal intermittent peritoneal dialysis，NIPD）模式，600 ml/循环×7个循环/天，每个循环留腹1.5小时。术后1个月，因家属不慎拉扯腹透导管致浅涤纶套外露，未重视，未就诊。2017年11月患儿入院进行常规评估，腹透专职护士进行出口护理时发现其出口处因浅涤纶套外露摩擦导致伤口3点、9点方向出现两处肉芽组织增生，大小分别为1 cm×0.5 cm×0.2 cm、0.8 cm×0.5 cm×0.2 cm（图2-1）。肉芽组织潮红湿润，时常有渗液并污染敷料。患儿生命体征平稳、无腹部疼痛；腹透导管出口培养结果为纹带棒杆菌生长，透出液常规及培养未见异常。

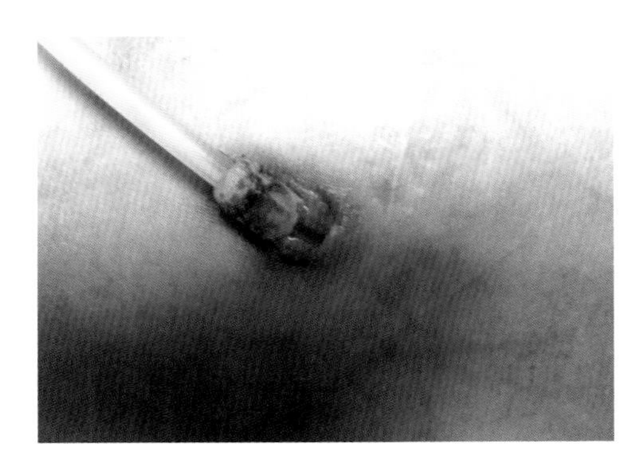

图2-1 硝酸银治疗前（2017年11月5日）

发生的主要问题

腹透导管出口肉芽组织增生合并出口感染，腹透导管脱出风险增加。

治疗与护理

继续原腹透治疗模式，出口处细菌培养纹带棒杆菌，根据药敏试验结果使用克拉霉素抗感染治疗，同时加强出口处护理，每次护理前按照“一看二按三挤压”的方法观察和评估外出口和隧道情况。一看：外出口周围是否发红及发红范围，有无肿胀、渗液、结痂和肉芽组织，然后轻提导管查看内面上皮组织生长情况。二按：用手指沿隧道和出口周围皮肤轻轻按压，观察有无硬块和压痛。三挤压：沿皮下隧道向出口方向挤压，观察出口处有无分泌物流出及分泌物性状。

针对出口处肉芽增生，2017年11月6日～8日连续3天采用95%硝酸银笔（avoca silver nitrate pencil 95%，bray group limited，UK）进行点灼，每天1次。①点灼前，用生理盐水清洁出口处皮肤，用棉签擦干周围皮肤及肉芽组织增生处，避免残留水进入导管隧道引起感染。②点灼时，位置要准确，注意保护肉芽组织周围的皮肤和导管，以免损伤。主要方法：将无菌纱布包裹于导管近肉芽组织处，左手持棉签轻轻分离未点灼的肉芽组织或正常皮肤，右手持硝酸银点灼笔轻轻点灼肉芽组织，避免用力过猛，每次点灼肉芽组织部位的时间为2～3秒，反复数次，见点灼处肉芽组织皱缩即可。③点灼后，先后用生理盐水和干棉签擦拭，予无菌纱布覆盖出口处，观察出口处有无渗血、渗液情况，及时更换被污染的纱布。为降低患儿腹透导管脱出的风险，组建一支以腹透专职护士为核心，联合医生、营养师、游戏辅导员和社工的多学科疾病管理团队，通过口头讲解、操作示范、健康教育平台推送宣教材料等方式提供腹透导管维护、营养支持等方面的健康教育，并进行腹透相关理论操作再培训。导管维护方面，强调及早发现问题、干预问题的重要性和导管有效固定、每日换药2次及专职护士与游戏辅导员合作以游戏的方式让患儿认识导固定导管、避免摩擦的重要性；营养支持方面，联合营养师提供高热量、优质蛋白质饮食。

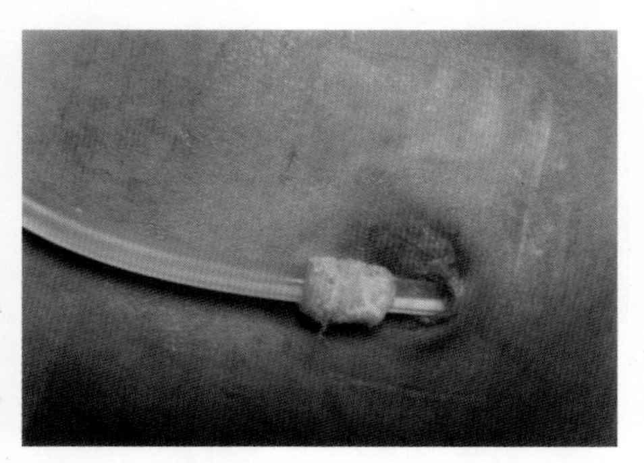
图2-2　硝酸银治疗后(2017年11月8日)

经2周抗生素治疗后，患儿腹透导管出口处感染得到控制，导管出口处肉芽组织消退(图2-2)，导管固定妥当，未再发生脱管。后续腹透过程顺利，未发生隧道感染及腹膜炎。

护理经验与体会

本案例采用95%硝酸银笔点灼肉芽组织，方法简单，不易出血，患儿疼痛感不明显，肉芽组织得到及时清除，有较好的疗效。同时借助多种教育手段，横向进行多学科合作，纵向深入为患儿和家属提供导管有效固定、导管维护、改善营养状况方面的健康教育，提高患儿的生活质量。

专家点评

沈　茜

腹透导管出口处肉芽组织增生会阻碍正常上皮组织爬行，影响伤口愈合，增加出口感染的概率，是腹透导管管理中需要积极处置的情况。该案例详细描述了硝酸银笔点灼增生出口的方法和注意事项，结合抗生素治疗出口处感染，展示了安全有效处理增生肉芽组织合并出口感染的重要方法。案例联合多学科团队，使用包括游戏辅导在内多种方法为腹透患儿提供导管护理、营养支持等健康教育，为临床护理相关出口并发症提供指导。

(周　清)

参考文献

[1] Warady B A, Bakkaloglu S, Newland J, et al. Consensus guidelines for the prevention and treatment of catheter-related infections and peritonitis in pediatric patients receiving peritoneal dialysis: 2012 Update [J]. Peritoneal Dialysis International, 2012,32: 32-86.

[2] Szeto C C, Li P K, Johnson D W, et al. ISPD catheter-related infection recommendations: 2017 Update [J]. Perit Dial Int, 2017,37(2): 141-154.

病例 3 中医药线法治疗导管出口脓腔感染的护理

病史概述

患者女性，43岁，腹透维持治疗12年余，目前腹透方案为CAPD：1.5%低钙腹透液(PD_4)×2袋+2.5%PD_4×3袋/天，超滤量600～800 ml/天，尿量400 ml/天左右。患者主诉12年腹透治疗期间均在外院规律随访，无腹膜炎史。2019年4月30日因反复导管出口处感染来我院寻求中医治疗而住院，入院后查体：患者体温正常，身高156 cm，体重72 kg，BMI 29.6 kg/m^2，下肢水肿(一)，腹透导管出口处有脓性分泌物渗出，在导管出口旁0.5 cm处有一脓肿，局部有红肿、皮肤温度偏高，已破溃，覆盖出口的纱布上带有淡红色脓性分泌物(图3-1)，检查皮下隧道，在挤压外涤纶套下面的皮下隧道软组织时有较多脓性分泌物溢出。

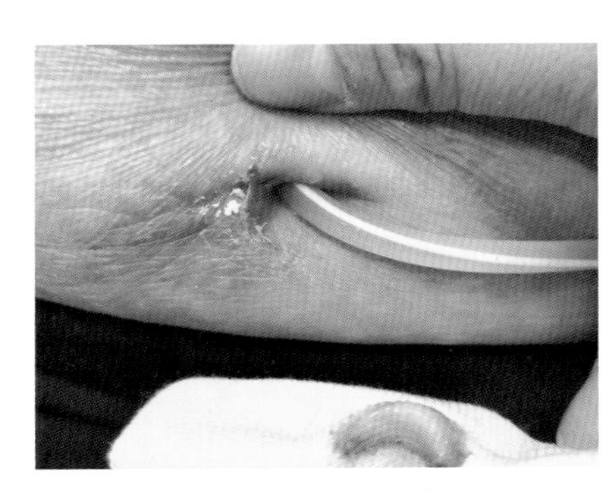

图3-1 入院时出口情况

患者主诉既往出口处反复感染1年余，第一次感染时，出口旁有一小硬结伴红肿，约1 cm×1 cm，在腹透医师和护士指导下局部使用百多邦外涂，后肿块破脓后呈黄色分泌物，分泌物培养出金黄色葡萄球菌，继续百多邦外涂2～3天后脓肿消失。1个月左右后又出现小脓肿，如此反复1年余，其间出口处使用过百多邦外涂、庆大霉素湿敷、头孢唑啉钠干粉外敷等治疗，近2个月发现不仅导管外口脓肿处有分泌物，导管出口处也有脓性分泌物渗出，且分泌物微生物培养示均无细菌生长。患者拒绝手术治疗，自行每日换药一次，局部使用Ⅲ型安而碘消毒，无菌纱布外敷，抗过敏胶带固定纱布。

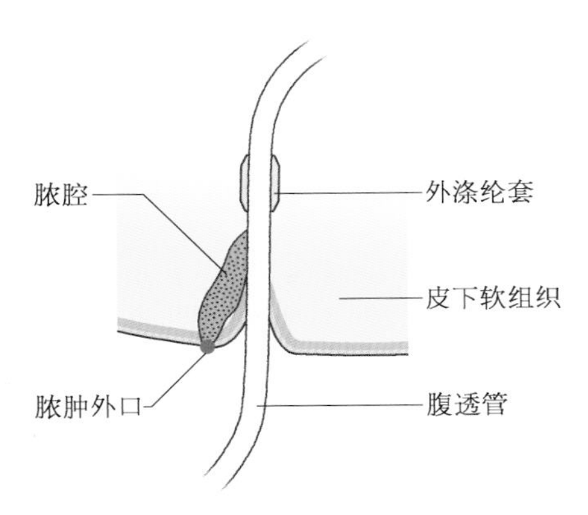

图3-2 导管出口旁脓肿示意图

入院后立即予以出口分泌物微生物培养，并经验性使用庆大霉素湿敷出口和出口处脓肿，每日换药1次，3天后分泌物培养报告示阴性，出口处分泌物量较入院时无较大变化。5月3日行皮下B超检查示：右侧腹壁创口处皮下软组织内探及 20 mm×7 mm 混合低回声，与皮下软组织内腹透导管隧道相连，通向皮肤，最深处距体表 15 mm(图 3-2 示意图)。请中医外科会诊示：腹透导管出口旁脓肿已形成瘘道，并与腹透导管隧道相连，建议出口脓肿处行药线引流治疗。故换药时予以腹透出口处常规消毒后使用抗生素粉剂加药线引流，并教会患者本人和家属自己操作，于 2019 年 5 月 12 日因患者血压稳定而出院。

发生的主要问题

腹透导管出口旁反复并发脓肿伴脓性分泌物，且与腹透导管隧道相通形成瘘道。

治疗与护理

1. 常规消毒护理・患者入院当日 2019 年 4 月 30 日腹透护士检查腹透出口有脓性分泌物，并检查皮下隧道，判断为外涤纶套下面的皮下部分有脓性分泌物溢出，外涤纶套以上的皮下部分挤压没有脓性分泌物，且皮下 B 超未显示隧道有脓腔，故排除隧道感染的可能，后立即予以出口分泌物微生物培养送检。腹透出口处常规使用Ⅲ型安而碘消毒皮肤 2 遍，由内而外，直径 5～10 cm，并用干棉签擦干；出口处导管也使用Ⅲ型安而碘消毒，由内而外 5 cm，并用干棉签擦干导管上的消毒液；再经验性使用庆大霉素棉球湿敷出口和出口旁脓肿，用一块纱布对折垫在腹透出口管子下面以吸附分泌物，外用一块无菌纱布覆盖，胶带固定纱布和导管，每日换药 1 次。

2. 药线引流护理・患者入院 3 天后腹透出口分泌物微生物培养报告示阴性，皮下 B 超显示出口旁脓肿形成瘘道，中医外科会诊建议药线引流治疗。腹透护士于 5 月 3 日开始对腹透出口旁脓肿采用药线引流技术换药，即腹透出口处皮肤和导管常规使用聚维酮碘消毒、擦干后，使用药线蘸头孢唑林钠干粉插入脓肿瘘口内局部抗炎引流治疗(图 3-3)，其余和常规消毒护理一样。换药频率仍为每日换药 1 次，药线引流治疗前 3 天

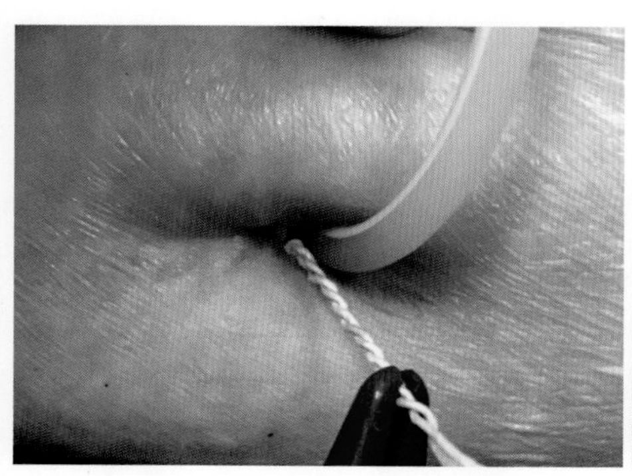

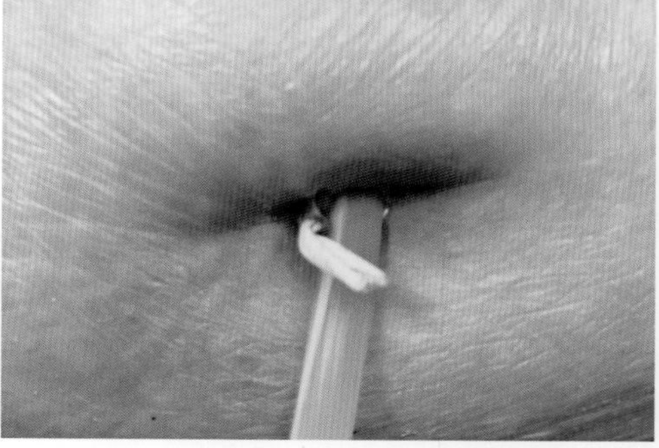

图 3-3 药线引流治疗

明显分泌物增多,导管下垫的纱布上吸收的脓性分泌物较前增量一倍多,但挤压皮下隧道后出来的脓性分泌物较前少,且脓肿周围的红肿明显消退,药线引流第4天开始,脓性分泌物逐渐减少,至5月12日患者出院换药时,脓性分泌物已较入院时少,红肿全部消退。

3. 饮食护理 · 中医将脓肿称之为疮疖,属于热症,结合其辩证分型为气阴两虚兼湿热,宜食滋阴补气、清热化湿、清淡的食品,如桑葚、赤小豆、薏苡仁、新鲜的蔬菜和五谷粥等,忌辛辣刺激、膏油厚腻的食物,如辣椒、油炸食物等。

2019年6月4日(1个月后)患者来门诊随访,检查其腹透出口情况,出口旁脓肿已愈合,但导管出口处仍有少量黄色脓性分泌物(图3-4)。复查皮下B超示:右侧腹壁创口处皮下软组织内探及10 mm×0.9 mm条状无回声区,与皮下软组织内透析管相连,通向皮肤。患者主诉按照住院时指导的换药方法,逐渐选择使用较细的药线,最后连最细的药线也塞不进了,分泌物也越来越少,脓肿外口完全闭合了。患者导管出口处还有少量分泌物,继续分泌物微生物监测培养,结果示金黄色葡萄球菌生长,药敏试验报告头孢西丁钠敏感,即予以头孢西丁钠干粉外敷,2周后脓性分泌物逐渐减少,基本痊愈。

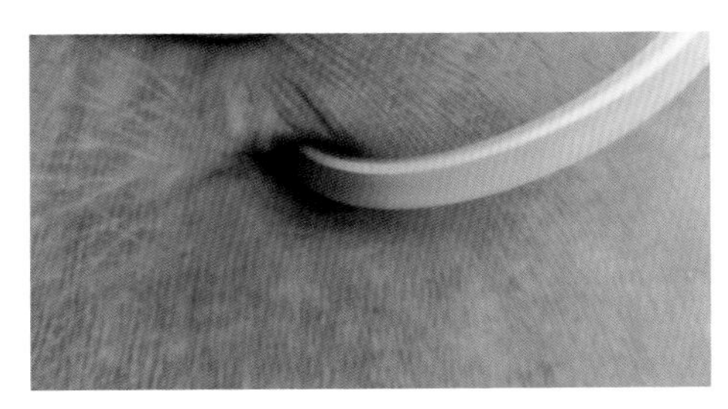

图3-4 1个月后出口旁脓肿痊愈

护理经验与体会

1. 导管出口脓肿护理的经验教训 · 本案例刚开始发生的皮下脓肿是指真皮层下的皮肤结构内受到细菌感染引发出现脓肿的感染性疾病,主要表现为局部红肿、疼痛、隆起,破溃后有化脓性分泌物溢出,后红肿、疼痛逐渐消失,金黄色葡萄球菌是主要致病菌。在处理脓肿时一般的护理经验为使用百多邦外涂、庆大霉素湿敷或根据分泌物微生物培养结果使用敏感药物,这样处理后一般脓肿很快得到控制,炎症很快消退。但也有脓肿外口处很快愈合了,而内部没有全部愈合,过一段时间在某些诱因下再次复发,如此反复,脓肿侵入到皮下软组织,形成瘘道或窦道,持续地有分泌物溢出。在本案例中,第一次使用药线插入脓肿外口时有一种突破感,即脓肿外口很小,但实际上脓腔很大。因此,对于这种反复发作的外口脓肿要注意是否有皮下脓腔形成,及早处理,以免形成窦道,呈现慢性炎症状态。

2. 药线引流技术应用的心得 · 药线,中医又称为药捻,是由纸皮类材料制备成螺旋线香状外蘸中药,主要用于瘘、窦道的祛腐和引流,根据药物不同主要具有排脓化腐和去管生肌的作用。药线引流能刺激管腔内产生大量纤维蛋白原,起到生肌之效,并使管腔组织得以向心性生长,最终使管腔粘连闭合,同时药线能合理处理主管、支管关系,保证各支管引流通畅,不易复发。药线引流临床上多用于肛周脓肿、复杂性肛瘘、乳痈等的治疗,其

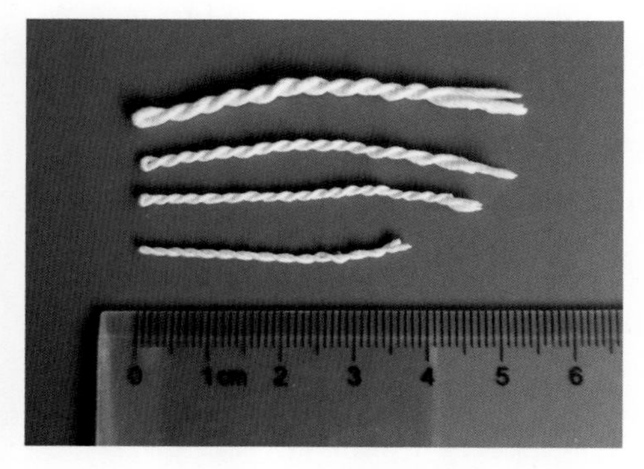

图 3-5 不同尺寸的药线

螺旋形的线体具有较好的引流效果。本案例中的药线为护士手工制作，根据瘘道的深度和宽度定制成合适的药线，制作了粗、细、长、短等不同规格的药线（图 3-5），制作好的药线送供应室高压蒸汽灭菌。

本案例中刚开始选用较粗的药线引流，后续随着瘘道缩小，逐渐选用较细的药线引流，直至瘘道全部闭合。在插入药线操作时，当药线插入到瘘道底部时要稍退出一点药线，以让底部的瘘道组织有生长空间。若药线容易掉落，则可在药线尾部用胶带将其固定在皮肤上。另药线引流的尾部尽量向下，以利于分泌物的溢出。此外，药线制作的质量和药线的材质也决定着引流效果。

3. 分泌物微生物培养的护理心得 • 本案例中患者刚开始发生脓肿时分泌物培养示金黄色葡萄球菌生长，后续多次微生物培养示阴性，若没有明确微生物及其药敏试验结果，则只能经验性使用抗生素。本案例中，因患者入院 3 天后导管出口处分泌物培养示阴性，且使用庆大霉素湿敷后分泌物量无较大变化，故经验性改用第一代头孢菌素注射用粉剂。出院 1 个月后出口分泌物培养出金黄色葡萄球菌，根据药敏试验结果选择敏感的抗生素治疗效果明显，出口很快就愈合了。

因此，在住院期间可多次进行分泌物培养，以提高阳性检测率。此外，若有明显的感染性分泌物而多次培养示阴性，可考虑进行分泌物的厌氧菌培养。

专家点评

罗建华

腹透导管出口皮肤及隧道感染是较常见的腹透并发症，部分病例治疗困难，可导致腹透导管周围较大面积的软组织感染，甚至皮肤破溃，窦道形成，也可增加腹透相关腹膜炎的发生风险，严重时需拔除并重置腹透导管，部分病例甚至无法一期手术切除感染隧道。中医药在抗生素问世前治疗了大量的皮肤感染，积累了丰富的经验，并形成了一整套指导临床的理论。本案例即是中医祛腐生肌理论在临床上的具体应用，并结合颇具特色的药线治疗解决了临床上看似不大、却较难治的瘘道感染，避免了患者腹透外口手术、拔除腹透导管的风险，减轻了患者痛苦。

（黄柳燕）

参考文献

[1] 单玮,阙华发.基于德尔菲法的《窦道中医诊疗指南》问卷调查与结果分析[J].世界中医药,2014,9(9):1238-1240.
[2] 沈胡刚,顾建伟,冯全林,等.火针烙洞排脓加药线引流治疗乳痈成脓期临床观察[J].中国中医急症,2014,23(11):2127-2128.
[3] 杨云,赵红波,葛志明,等.中药药线对口引流法治疗复杂性肛瘘的临床研究[J].宁夏医学杂志,2014,35(10):917-919.
[4] 陈洪林,施耀辉,盛薇,等.切开加药线引流法治疗肛门直肠周围脓肿临床观察[J].实用中医药杂志,2017,33(8):888.

病例 4 出口感染合并隧道炎的护理

病史概述

患者男性,56岁。身高162 cm,体重60 kg。因终末期糖尿病肾病,于2019年1月开始持续非卧床性腹膜透析(CAPD)治疗。2019年3月19日患者出现腹透导管周围皮肤红肿,轻微触痛,皮温正常,可见少量脓性液体渗出及黑色结痂(图4-1),3月22日诊断为:腹透导管出口处感染伴隧道炎收治入院。

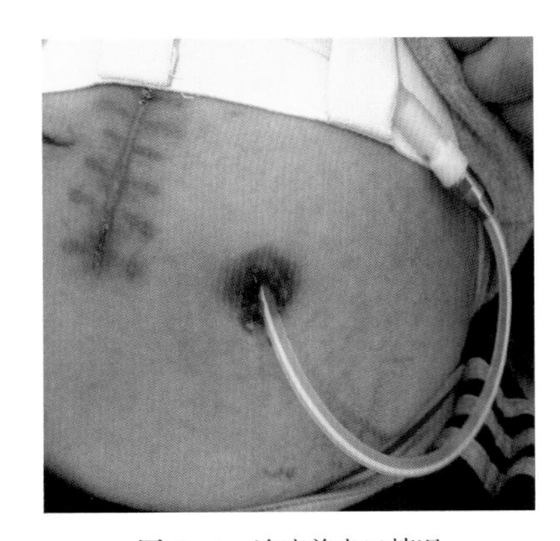

图4-1 治疗前出口情况

辅助检查

入院后当日血液检查:白细胞计数 3.5×10^9/L,中性粒细胞79.2%,血糖12.7 mmol/L,尿素氮25.8 mmol/L,肌酐460 μmol/L。腹水检验:白细胞计数 3.0×10^6/L,透明,无色,红细胞计数 0×10^6/L,李凡他试验阴性。隧道口分泌物细菌培养示:金黄色葡萄球菌生长。根据药物敏感试验,护理团队首次尝试借助留置针软管送管给药的方法,予万古霉素隧道内抗感染治疗,并加强导管出口处换药,向患者做好宣教,同时控制血糖,4月4日患者隧道口红肿、触痛消失,无结痂及分泌物,并见新鲜肉芽组织覆盖,隧道炎痊愈。4月6日顺利出院。

发生的主要问题

腹膜透析导管出口处感染合并隧道炎。

治疗与护理

1. 隧道炎护理・观察和评估隧道口情况，即“一看二按三挤压”：先观察隧道口周围皮肤红肿情况，再按压隧道口倾听患者主诉，最后沿皮下隧道方向由内向外挤压，留取分泌物做细菌培养。

2. 导管出口处护理・导管出口处感染和隧道炎统称为导管相关性感染，导管出口处感染可单独存在，也常和隧道感染同时存在。因此，在进行隧道炎治疗的同时应做好出口处护理。患者导管出口处常规予点尔康棉球局部消毒后，再用浸湿10%高渗盐水的无菌纱布缠绕在导管周围15分钟，每日1次，加速红肿消退。随后，应用莫匹罗星软膏涂抹于导管出口处，无菌敷料保护，3M胶带蝶形固定。因该软膏可抑制细菌蛋白质的合成，具有抗菌消炎作用，主要用于各种革兰阳性球菌感染，尤其对葡萄球菌和链球菌敏感，对伤口无刺激性。

3. 导管护理・导管须用胶带固定妥当，避免牵拉。平时可固定于有专用小袋的腹带中，切勿扭曲，压迫。妥善固定导管，避免牵拉，可减小腹透导管皮肤出口处张力，减少导管皮肤出口处的炎症。

4. 给药方式・

(1) 腹腔内使用抗生素，可在每次换液时将抗生素加入腹透液中(即持续给药)或每天1次(即间断给药)。间断给药时，含有抗生素的腹透液至少要留腹数小时，以使抗生素被充分吸收进入。在腹膜炎发生期间，大多数抗生素在腹腔内的吸收作用会明显提高(如在没有腹膜炎时，腹腔内应用万古霉素约50%被吸收，在发生腹膜炎时约90%被吸收)，但接下来换入新腹透液时，药物会重新从血液进入腹腔。

(2) 隧道内给药时，分别在位于腹膜透析管周围0点，3点，6点，9点的位置各注入2.5 ml抗生素药液(含万古霉素125 mg)(注意避开腹透导管，以防破裂)，使其在隧道内均匀发挥药效。每日1次，连续3天，隧道口红肿消退，黑色痂皮开始脱落，沿导管方向挤压隧道口无分泌物出现。第4天开始每日1次隧道内给药，至第6天隧道口周围无红肿，黑色痂皮消失，隧道口周围见新鲜粉红色肉芽组织覆盖(图4-2)，按压隧道口患者无触痛后停药。

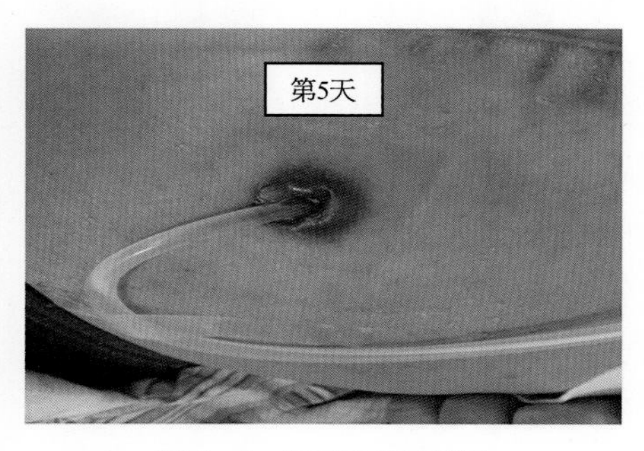

图4-2 治疗中出口情况

5. 换药原则・

(1) 换药2～3次/周，保证操作的无菌原则。

(2) 换药时避免消毒液流入隧道。

(3) 换药后用无菌敷料覆盖导管出口处。

(4) 腹透导管必须妥善固定，避免牵拉损伤。

(5) 在使用一次性肛门袋保护下进行淋浴。

(6) 发现导管出口处出现渗血、渗液，应立即电话告知腹透护士，根据要求予以处理。

临床转归

患者隧道口红肿触痛消失，无结痂及分泌物，并见新鲜肉芽组织覆盖，隧道炎痊愈(图 4-3)。

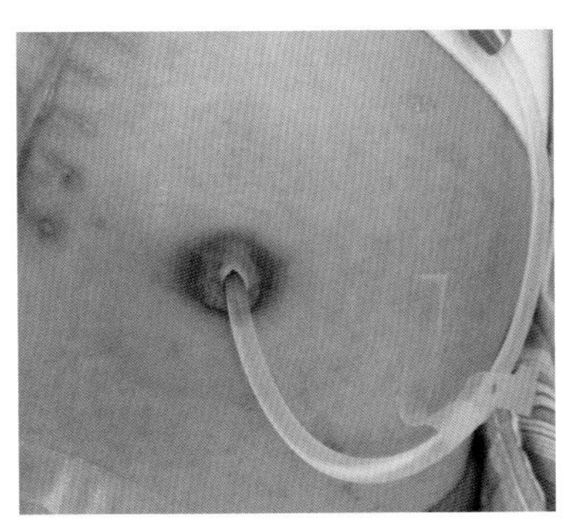

图 4-3　治疗后出口情况

护理经验与体会

该患者发生感染的主要原因为：①患者未按要求进行腹透操作及导管出口处护理；②腹透导管位置固定不当，有压迫、扭曲现象；③换药环境没有按要求进行消毒；④血糖控制不佳。

因此，我们在护理中应注意以下几个方面：

1. 腹膜炎预防・最重要的是坚持良好的卫生习惯，定期清洗导管出口处皮肤，保持其清洁无菌，每次换液前注意手的清洗。必要时涂用莫匹罗星软膏可减少出口处金黄色葡萄球菌感染的发生。

2. 早期导管出口处护理(＜6 周)・建议由专业医师、腹透护士完成，操作过程必须严格遵守无菌原则。必须使用无菌敷料覆盖导管出口处。导管必须用胶布固定好，避免牵拉损伤。如果手术切口或出口出现渗液、损伤或感染，一定要立即报告医师或腹透护士，及时处理。

3. 长期护理的基本原则(＞6 周)・

(1) 患者或家属必须接受腹透导管及出口护理培训和考核认可。

(2) 正常情况下，每周换药 1～2 次。

(3) 洗澡只能淋浴，不能盆浴，不能将导管出口处浸泡在水中。

(4) 如果导管出口处有痂皮，不能强行揭掉，可以用无菌生理盐水软化后轻轻去除。

(5) 腹透导管固定要顺应外接导管的自然走势，不要扭曲，压折。

4. 饮食指导・糖尿病肾病患者由于中性粒细胞质量存在缺陷，细胞及体液免疫功能降低，合并血管损伤、神经及代谢障碍，使其易于感染。需对患者严密监测及控制血糖，配合使用胰岛素。合理调配饮食，原则是优质蛋白饮食，保证热量供应，控制水和钠盐的摄入，补充维生素。

5. 加强宣教・腹透隧道炎的发生与患者平时不注意个人卫生，不认真按要求进行导管出口处护理，使之长期处于潮湿状态，以及忽视对导管出口处的固定等原因有关。因此，需对患者及其家属进行再次培训。每项操作逐一检查，严格执行规范操作，强调认真洗手并戴口罩的重要性。排除导致导管出口处感染及隧道炎的危险因素，如：机械因素（用力牵拉导管造成损伤），导管隧道出口向上或操作不当使微生物侵入隧道等。

专家点评

叶志斌

腹膜透析是治疗终末期肾脏病的有效方法之一。腹透导管相关感染会增加腹透技术失败率，从而使患者不能继续腹透治疗，因此要做好预防或尽快处理好感染，从而提高患者的生存率，医师或护理人员要重视导管及出口护理，患者需要掌握相关无菌技术，要确保操作环境干净，进行相关操作前要正确洗手，洗澡的时候对出口和导管进行保护，杜绝各种对腹透导管不利的行为，指导患者应该保持良好的生活习惯，内衣内裤应该勤换洗，洗澡的时候不要使用盆浴的方式，淋浴应使用保护袋下进行。淋浴之后将其周围皮肤擦干，使用碘伏消毒之后再次包扎，以免发生出口及隧道感染，对导管出口位置的周围皮肤颜色进行观察，主要看有没有肉芽组织或者结痂，沿着皮下隧道的方向由内而外挤压观察是否出现分泌物。

虽然对于腹透导管出口的感染，在预防还有处理方面进行了很多努力和研究，但是依然要不断进行探索，最大程度地降低导管出口处发生感染的概率，提高患者的生活质量以及生存率，这需要医务人员不懈的努力。

（毛　卉）

参考文献

［1］韩庆烽.腹膜透析管相关性感染的常见问题[J].中国血液净化，2008，7(3)：122－123.
［2］何燕娴.糖尿病患者腹膜透析的护理[J].南方护理学报，2004，11(1)：33－34.

病例 5　腹膜透析隧道感染的中西医结合治疗与护理

病史概述

患者女性，56岁。于2012年4月行腹透置管术，透析方案为CAPD：1.5％腹透液2L×3袋（每袋留腹4.5小时），2.5％腹透液2L×1袋（过夜），超滤量700～800 ml/d，尿量 500～600 ml/d。2016 年 11 月 15 日入院，主诉腹透导管出口处疼痛，查体皮下可触及约 2.5 cm×3.5 cm 包块，有波动感，局部皮肤颜色红、肤温高，疼痛明显。询问病史后得知其 1 个月前洗浴后未及时擦干，1 天后出现导管出口旁微红疼痛，未予重视，1 周后疼痛加重，遂至当地卫生所处理，患者描述给予油纱布外敷等处理，具体不详，处理约 3 周后疼痛未缓解，且出现皮下包块，故至我院就诊。2016 年 11 月 16 日彩超检查报告示：右腹部出口内侧皮下软组织增厚、水肿、充血，回声增强，不均匀，范围约 240 mm×300 mm，内部血供增多，并见 21 mm×30 mm 条索状弱回声，考虑炎性病变，临床确诊为隧道炎（图 5－1）。

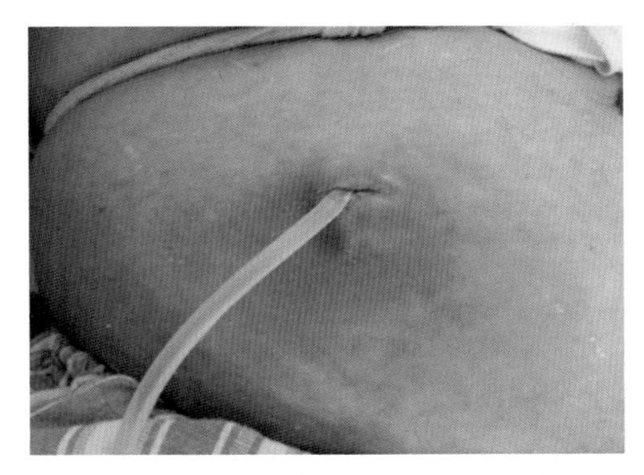

图 5－1　2016 年 11 月 16 日入院时

辅助检查

患者入院时导管出口处微生物培养示：无细菌生长；白细胞计数等炎症指标均正常。

发生的主要问题

隧道感染。

治疗与护理

1. 中、西药联合外敷 · 方法：11 月 16 日起予 0.9%生理盐水棉球擦拭皮肤待干后，先薄涂百多邦，再将金黄膏厚涂于纱布，外敷于患处。每日 1 次，如有脱落及时更换。百多邦 10 天后停用。

2. 腹透出口处保护性阻断 · 方法：腹透出口平时需要定期消毒并用无菌敷料覆盖，此病例隧道感染处距离出口处极近，在使用中药外敷时容易污染出口，故采用百多邦外涂出口后，将无菌棉球附着其上，起到阻断金黄膏的作用。

3. 远红外线照射治疗 ·

（1）仪器：迈能 MPET 红光治疗仪，电源 220 V，采用频率模式为 146 Hz。

（2）方法：红光照射均匀，对机体穿透深，可深达皮下 2.5 cm，故可将红光输出治疗贴片紧贴患处，金黄膏纱布外，每日照射 2 次，每次照射 0.5 小时。

4. 中药箍围法 · 该患者经中西医结合护理 9 天后即 11 月 25 日出现原有包块消失，向右侧扩散，距导管出口处 5 cm 皮肤扪及包块约 2.0 cm×2.5 cm，但局部皮肤无明显红、肿、热、痛表现（图 5－2），经中医外科护理会诊考虑可能因外敷药物未进行箍围所致。箍

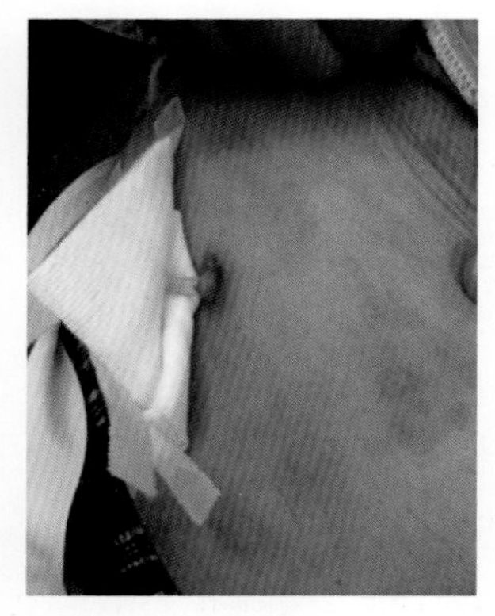

图5-2　2016年11月25日炎症扩散

围药古称敷贴，为糊剂，用于肿疡初期，促其消散；若毒已结聚，使其局限，余肿未消者，可消其余肿，截其余毒。对于此处扩散的皮下包块，以金黄膏和玄明粉为“围药”，箍围药需加入液体调制成糊剂，敷贴应超过肿势范围，敷贴时保持湿润，维持药效。

方法：停用百多邦，仍采用金黄膏，佐以玄明粉，加入0.9%的生理盐水调制成糊剂，范围大于脓肿约2 cm，外敷纱布1层，待药物略干时重新更换。一日5～6次。

5. 饮食调护・中医认为脓肿疮疖属于热症，结合其辨证分型为气阴两虚兼湿热，宜食滋阴补气、清热化湿的食品，如桑葚、赤小豆、薏苡仁等。并为其制订了食疗方：薏苡仁煲鲫鱼、赤小豆莲心粥等。

6. 再培训・居家腹透的培训内容繁多，患者遗忘在所难免，因此，再次进行培训亦是预防再次发生类似事件的措施之一。

临床转归

该患者出现的隧道炎由于部位、时间、面积、性质等因素，且延误了最佳的治疗时机，造成治疗护理的困难，本中心也是首次采取中西医结合，即用中、西药外敷、远红外线治疗、导管出口处保护性阻断、中药箍围、饮食调护等进行干预，2016年12月7日彩超检查报告：原肿块处见正常软组织结构，未见明显异常团块，提示隧道炎治愈(图5-3)。患者皮下包块的变化见下表5-1。共历时22日，避免了拔管、手术等创伤性治疗的痛苦。

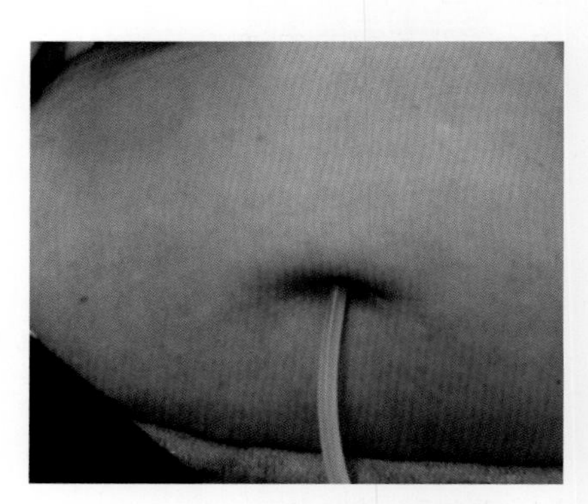

图5-3　2016年12月7日包块消失

表5-1　患者皮下包块的变化

时间	皮下包块部位	皮下包块面积
2016年11月16日	腹透导管出口旁1cm	2.5 cm×3.5 cm
2016年11月25日	腹透导管出口旁5cm	2.0 cm×2.5 cm
2016年12月03日	腹透导管出口旁5cm	1.0 cm×1.2 cm
2016年12月07日	包块消失	包块消失

护理经验与体会

百多邦适用于革兰阳性球菌引起的皮肤感染，如脓疱疮、毛囊炎、疖肿等原发性皮肤感染及多种继发性皮肤感染。金黄膏有清热解毒，散瘀、消肿、止痛之效，其成分中大黄、白芷、黄柏等具有活血化瘀的功效；姜黄、甘草具有清热解毒的功效，天南星起到消炎、消肿的作用。玄明粉为芒硝风化所得，有消肿、散结、止痛之效，外敷时可促进局部淋巴循环，增强内皮细胞吞噬作用而发挥消肿作用。红光可加速受损神经再生，增加白细胞的吞噬作用，降低5-羟色胺含量，从而达到消炎、消肿、止痛作用。中药箍围是按辨证论治原则，将药物敷于肌表，而起到箍集围聚、清热疏风、祛瘀消肿、生肌排脓、理气通络等治疗效应的一种贴敷方法。《伤寒杂病论》确立了中医学的辨证论治体系，其载方配伍严谨，疗效卓著，蕴藏着丰富的养生思想和方法。其中很多食疗方至今还在临床广泛应用，并逐渐被现代医学证实其理论依据和疗效。

专家点评

邓跃毅

腹透导管隧道感染是较常见的腹透并发症，可导致腹透导管周围较大面积的软组织感染，也可增加腹透相关性腹膜炎的发生风险，严重时需拔除并重置腹透导管。本案例应用多元化护理干预，联合多学科协助，中西医结合的方法，尤其突出中医特色，采用中医特色制剂及传统治疗——箍围疗法，成功治愈隧道感染，避免患者接受拔管及重新置管手术，减轻患者痛苦，显示中医护理特色，值得进一步临床观察。

（李黎梅）

参考文献

[1] 乔志恒，范维铭. 物理治疗学全书[M]. 北京：科学技术文献出版社，2001：624-625.
[2] 陈红风. 中医外科学[M]. 上海：上海科学技术出版社，2007，2：47-48.
[3] 钱小芬，张婷，潘文敏. 应用百多邦软膏预防血液透析患者股静脉置管感染的研究[J]. 检验医学与临床，2011，8(22)：2802-2803.
[4] 曹富宁. HPLC法研究金黄膏的稳定性及其质控标准[J]. 中国医药导报，2016，13(24)：133-136.
[5] 崔雪靖，许启泰，康文艺. 玄明粉及其复方制剂的临床应用研究进展[J]. 中成药，2013，35(9)：1994-1996.
[6] 王吉匀. 中华独特疗法大成[M]. 石家庄：河北科学技术出版社，1997：119-120.
[7] 林基伟，孙晓生. 张仲景食疗方特点及其现代运用[J]. 新中医，2015，47(2)：245-247.

第 2 节 · 腹膜炎

病例 6 特发性嗜酸性腹膜炎的诊断与护理

病史概述

患者女性，43 岁，慢性肾小球肾炎进展至终末期肾病，2012 年 1 月局麻下行腹透导管植入术，术后 2 周开始腹透治疗。透析方案：1.5%低钙透析液 2L 每 4 小时 1 次×3 袋+2.5%低钙透析液 2L 夜间留腹，尿量 500～800 ml/d，超滤量 800～1 000 ml/d。2014 年 5 月 13 日突发无症状性腹透液混浊，无发热、腹痛等其他症状；尿量、腹透超滤量维持正常水平，微生物培养示：细菌、真菌均阴性。

体格检查

体温 36.8℃，脉搏 82 次/分，呼吸 20 次/分，血压 140/90 mmHg，BMI 23.8 kg/m^2。神志清，精神可，全身皮肤无皮疹、出血点、黄染，浅表淋巴结未及肿大。全腹平软，无腹肌紧张、无压痛、无反跳痛，肠鸣音正常。腹透导管腹外段可见一黑点。

辅助检查

出现混浊当天留取了腹透液进行常规检测及微生物培养，腹透液常规示：有核细胞计数 630×10^6/L，多核细胞 80%，单核细胞 20%。血常规：白细胞计数 7.3×10^9/L，中性粒细胞 67.8%，嗜酸性粒细胞 12.8%，生化指标：尿素 14.5 mmol/L，肌酐 856 μmol/L，尿酸 331 μmol/L，ALB 20 g/L，血沉 42 mm/h。免疫指标：IgG 5.74 g/L，IgA 0.81 g/L，IgM 0.35 g/L，IgE 0.59 g/L。

骨髓穿刺细胞涂片：示骨髓嗜酸性粒细胞增多，占 8%，影像学检查排除全身恶性肿瘤的可能。

发生的主要问题

特发性嗜酸细胞性腹膜炎。

治疗与护理

2014年5月13日门诊给予头孢唑啉250 mg+阿米卡星25 mg加入每袋腹透液中抗感染治疗14天，混浊无好转，治疗期间再次做腹透液培养，结果仍为阴性。改用万古霉素每5天使用0.8 g，每袋腹透液加入0.25 g头孢他啶，两种抗生素共使用21天抗感染；混浊仍未好转，再次对腹透液进行常规检查行有核细胞分类示：嗜酸性粒细胞87%，中性粒细胞3%，淋巴细胞10%。根据临床表现与化验结果初步诊断为“特发性嗜酸细胞性腹膜炎”，收治入院。入院后给予地塞米松5 mg加入腹透液中×3天，酮替芬1 mg/d+泼尼松20 mg/d口服。服用激素第2天腹透液完全转清，复查腹透液：有核细胞计数60×10^6/L，多核细胞60%，单核细胞40%，短期口服激素2周。出院后泼尼松逐渐减量，2周后停用。停药后3天再次出现无症状性腹透液混浊。重新开始泼尼松20 mg/d口服×8周，其间逐渐减量至停药。用药期间腹透液清澈，无腹痛等任何不适症状。2014年9月5日复查血常规：白细胞计数9.2×10^9/L，嗜酸性粒细胞1.1%，腹透液细胞计数：有核细胞1×10^6/L，嗜酸性粒细胞0。停用激素后，无症状性腹透液混浊再次出现，且腹透导管内赘生物也逐渐变大(图6-1)。故给予拔除腹透导管改做血液透析，拔除的Tenckhoff导管腹内段可见多个赘生物(图6-2)，病理检查示“赘生物由大量嗜酸性粒细胞、真菌孢子、菌丝构成”。最终诊断：由真菌引起的继发性嗜酸性腹膜炎。

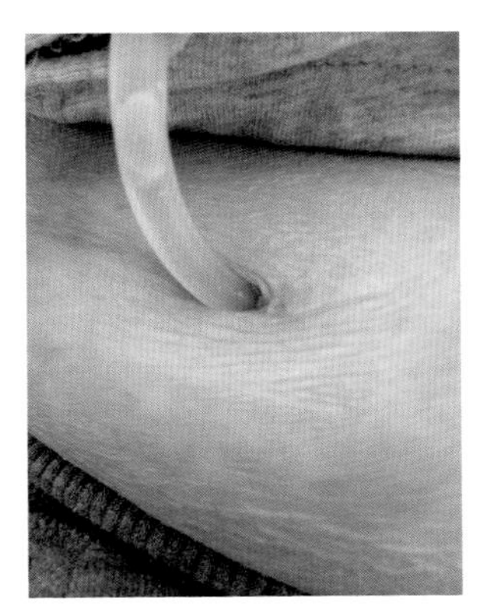

图6-1　导管内赘生物

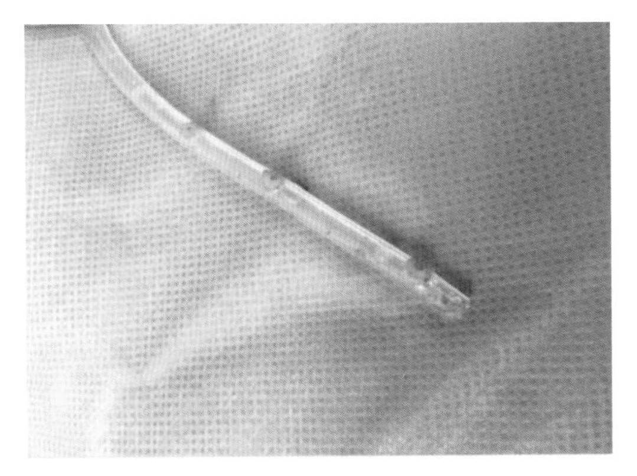

图6-2　Tenckhoff导管腹内段可见多个赘生物

临床转归

患者腹透拔管后改做血液透析，无腹痛等症状，血液透析顺利。

护理经验与体会

腹透液嗜酸性粒细胞增多的病因可能与机械性刺激，如腹透导管的置入，大量腹透液、增塑剂、添加药物、消毒灭菌剂、碘液等进入腹腔产生过敏反应，病毒、真菌感染及纤维蛋白、趋化因子等有关。因此，在临床护理中应注意以下几点，早期预防或辨别此并发症。

（1）新置管患者在腹透培训中应学会如何观察腹透液混浊的方法，一旦发现及时通知透析中心加以辨别。

（2）腹透操作过程中严格遵守操作流程，腹透液进入腹腔前必须冲洗管路，尽量不要让碘液流入腹腔。

（3）腹透液使用前须认真检查有无杂质，腹透液中尽量不要添加各种药物。

（4）腹透患者培训中应强化操作培训，并且在长期随访中需要反复训练以保证操作的规范性。一旦发生感染，不可随意使用抗生素，必须做好腹透液培养后再根据医嘱用药，以防反复经验性用药导致细菌耐药。

（5）在患者使用抗生素期间口服抗霉菌药物预防霉菌感染。

（6）腹透患者如同时在使用激素或免疫抑制剂，特别要注意使用期间做好感染的预防，每天饭后刷牙或漱口，每天居家紫外线消毒 2 次，做好导管出口护理等。

（7）如果患者有手癣，每次操作需要戴手套。

（8）患者每次随访，导管出口处换药时须同时观察腹透导管是否完整，有无破损，有无杂质，发现异常时及时做腹透液培养。如有破损须在无菌环境下剪去破损腹透导管重新消毒连接短管。

专家点评

徐　天

嗜酸细胞性腹膜炎（eosinophilic peritonitis，EP）其特点为腹痛及可完全恢复的腹腔外周嗜酸性细胞增多，腹透液中嗜酸性粒细胞渗出为“无菌性腹膜炎”。

嗜酸细胞增多症发病率在 16%～60%，常发生在腹透 3 个月内，也有较少报道在 6 个月及以后发生。其典型表现为间歇性腹透液混浊，可以没有腹痛、恶心呕吐或反跳痛症状。腹透液中嗜酸性粒细胞＞100/μl，或嗜酸性粒细胞占非红细胞数＞10%以上。嗜酸细胞增多常持续数月可通过小剂量激素腹腔注入或口服治疗，也可合并抗组胺药联合治疗。

腹透液嗜酸细胞增多症临床表现常不明显，容易被忽视，虽然持续时间长但大多是自限性的。对迟发性的嗜酸细胞性腹膜炎应关注是否与慢性管道真菌感染有关，有报道提示除掉外 Tenckhoff 管能使某些真菌感染并腹透液嗜酸性粒细胞增多的病例得到控制。临床上应密切关注腹透早期治疗过程中是否出现无症状腹透液混浊，并与细菌性腹膜炎相鉴别。

该病例也提醒我们如果诊断为嗜酸细胞性腹膜炎且口服激素有效，仍应排除继发于微生物感染的嗜酸细胞性腹膜炎，一旦发现导管内有赘生物应立即做显微镜真菌检查以明确诊断。

（黄晓敏　张春燕）

参考文献

[1] Fontán M P, Rodríguez-Carmona A, Galed I, et al. Incidence and significance of peritoneal eosinophilia during peritoneal dialysis-related peritonitis [J]. Perit Dial Int, 2003,23(5): 460 - 464.
[2] Ejaz A A. Peritoneal fluid eosinophilia [J]. Nephrol Dial Transplant, 1998,13(10): 2463 - 2464.
[3] Lee S H, Huang T S. Persistent eosinophilic peritonitis associated with fungal infection cured by resection of external Tenckhoff catheter: A case report [J]. Perit Dial Int, 1997,17: 397 - 399.
[4] Xu T, Xie J Y, Wang W M, et al. Asymptomatic dialysate turbidity and repeated intraductal clots in a peritoneal dialysis patient [J]. Biomed Hub, 2019,4: 500944.

病例 7 腹膜透析相关腹膜炎合并肠穿孔的治疗与护理

病史概述

患者女性，68 岁，腹透 3 年余，平素自理能力较强，能独立完成腹透操作技术，腹透方案为：CAPD，1.5%腹透液 2 L×4 袋，超滤量为 900～1 000 ml/d，尿量 200～300 ml/d。2018 年 7 月 13 日患者因反复胃部不适，至门诊消化内科就诊，胃镜检查：反流性食管炎 A 级，慢性浅表性胃窦炎伴胆汁反流；8 月 4 日肠镜检查：未见明显异常。检查前未预防性使用抗生素。患者 8 月 12 日出现全腹胀痛，伴恶心呕吐，7 次/d，呕吐物为清水伴咖啡色样液体，量少，无发热，无胸闷胸痛，腹透液色黄、无浑浊，8 月 13 日起出现腹水浑浊（图 7 - 1），停止排气排便，至我院急诊就诊，腹水常规结果：满视野白细胞，同时留取腹透液培养，腹部 X 线片提示肠梗阻，急诊予头孢呋辛、甲硝唑、左氧氟沙星静脉滴注，腹透液冲洗腹腔，腹透液中加头孢呋辛，庆大霉素留腹 6 小时。为进一步治疗，于 8 月 14 日收治入院。

8月15日起予禁食，胃肠减压。调整抗生素方案，予以泰能加万古霉素消炎治疗。由于患者全身水肿较前明显，予以临时连续肾脏替代疗法（continuous renal replacement therapy，CRRT），同时腹透液抗炎治疗。8月18日，患者突发腹痛加剧，腹透液呈墨绿色，未见明显杂质或粪渣（图7-2），8月19日胃肠外科会诊后不排除肠穿孔可能，结合患者病史及检查考虑消化道穿孔，因患者高龄，家属不考虑手术治疗。停止腹膜透析治疗改为血液透析治疗。

体格检查

体温37.5℃，脉搏103次/分，呼吸22次/分，血压77/54 mmHg。一般情况：神志清楚，气促，精神萎靡。双肺呼吸音清，未闻及干湿啰音。心律齐，各瓣膜区未闻及病理性杂音。腹稍隆，全腹软，压痛（+）、无反跳痛，未及包块，肝脾肋下未及，莫菲氏征（−）。双肾叩击痛（−），肠鸣音3次/分。四肢活动可，双下肢水肿（−）。双侧足背动脉搏动正常。神经系统：生理反射存在，病理反射未引出。专科情况：全腹软，压痛（+）、无反跳痛。腹透导管位置正常，出口处无渗出。诊断：慢性肾脏病5期，腹透相关腹膜炎，休克。

辅助检查

（1）腹透液变化，见表7-1。

表7-1　腹透液变化

8月13日，患者急诊处理腹膜炎引流液中发现杂质	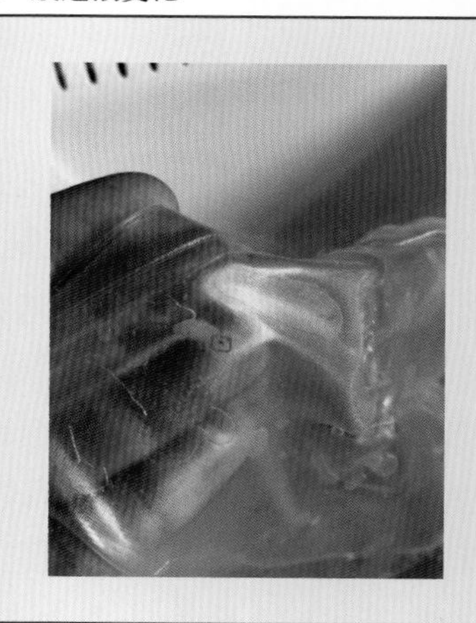

（续表）

8月18日，当夜21:00左右当班护士发现腹透液颜色异常考虑肠绞窄致肠穿孔	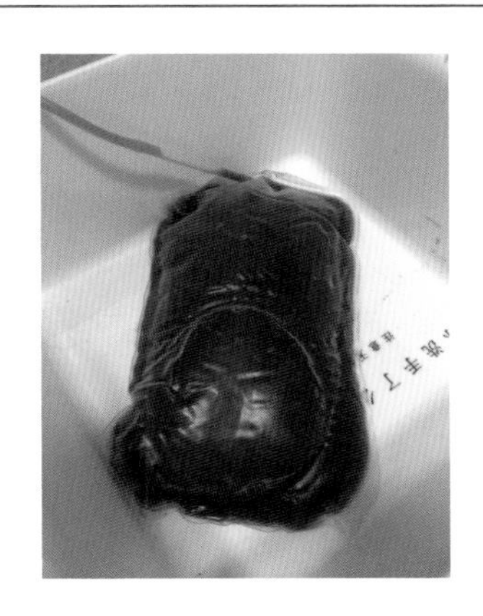
8月19日，引流过程中发现腹腔内有大量气体，腹透液无特殊气味，体检腹部软。放射科口头报告且胃肠外科会诊：无消化道穿孔依据	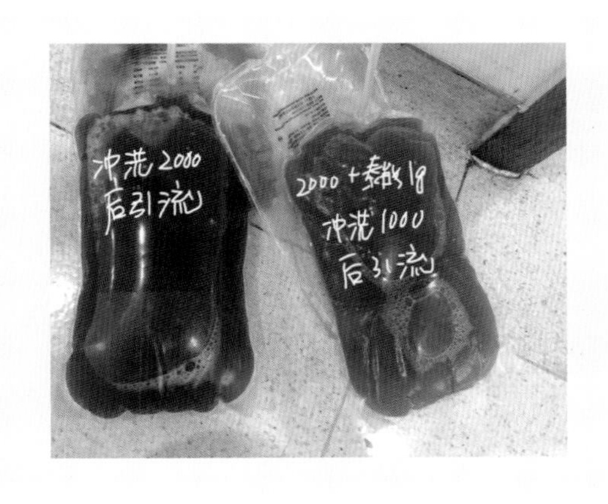
8月20日，臭味明显，查腹透液结合胆红素高	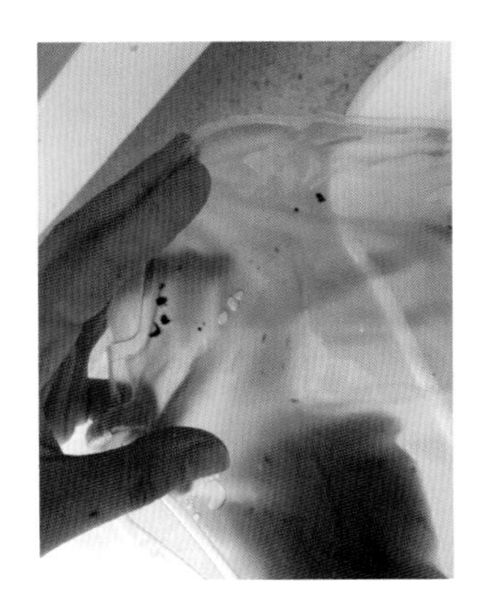

（2）异常指标：见表7-2。

表 7-2 异常指标

日期	C反应蛋白(mg/L)	血白细胞($\times10^9$/L)	血中性粒细胞	腹透液白细胞		血钾(mmol/L)	血钠(mmol/L)	血白蛋白(g/L)
2018年8月13日	54.00	5.37	78.7%	(镜检)满60个/HPF	黄色			
2018年8月14日		2.35	82.6%	600×10^6/L	灰白色	3.17		
2018年8月15日	193.00					3.33	134	24
2018年8月18日	>200	3.87	89%	6455×10^6/L	淡黄色	3.4	129	24
2018年8月20日	>200	10.24	94.7%	22000×10^6/L(李凡他实验 2+)	黄绿色	4.5	126	18
2018年8月21日	193.00	9.70	80.8%			6.4	130	20

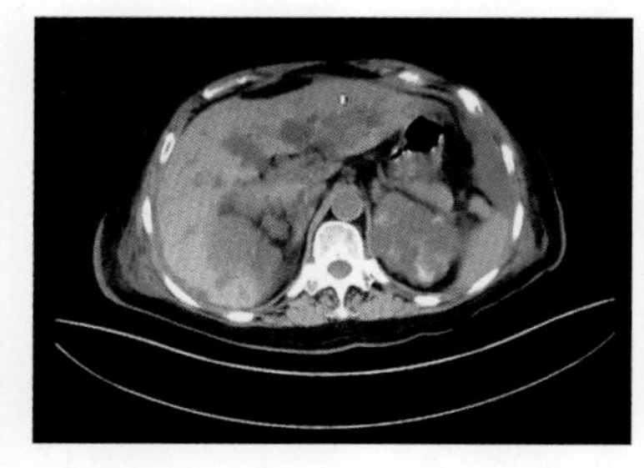

图 7-1 8月19日上腹部CT平扫

(3)腹透液培养:8月17日大肠埃希菌生长。

(4)呕吐物:8月19日隐血1+。

(5)上腹部CT平扫(图7-1):8月19日腹腔积液,腹腔内散在游离气体密度影。

发生的主要问题

腹膜炎,肠穿孔。

治疗与护理

患者发生腹膜炎症状后,护士立即指导患者来院处理。在腹膜炎起始阶段,护士根据医嘱留取腹透液培养后使用抗生素,同时予以腹透液冲洗腹腔,缓解患者因腹腔炎症导致的疼痛感。

护士在腹透液引流过程中,密切观察腹透液情况,在发现腹透液产生杂质的同时立即告知医师,多次请胃肠外科会诊。但家属考虑患者无法耐受手术,选择保守治疗。

临床转归

由于患者感染情况未得到有效控制,改为血液透析治疗。最终患者腹膜炎及肠穿孔症状得到缓解及治愈。

护理经验与体会

总结此患者的经验教训,得到以下几方面的护理要点。

1. 行侵入性检查前须预防性使用抗生素・有明确证据显示消化道内镜检查会增加腹透患者腹膜炎风险，相关指南要求腹透患者行内镜检查前需预防性抗感染治疗。老年人肠镜检查中出现穿孔等严重并发症的潜在危险性比普通人群更大，表现为：①肠道松弛。②因老年退行性改变，肠壁更加菲薄、柔韧性下降，进退镜过快易直接损伤肠壁或造成肠系膜撕裂伤，导致穿孔出血等并发症发生。③肠道功能下降，蠕动差，易出现便秘或排便困难，服用泻药后肠道清洁困难，肠腔内大便潴留多，影响视野和进镜，操作难度和穿孔等并发症发生的概率随之增加。④老年患者如并发肠道疾病危险性更大，如各种腹腔病变（肿瘤转移、腹膜炎等）、腹腔手术后易形成肠粘连，且随着年龄的增加，粘连的严重程度也进一步增加等。大肠占位性病变（肿瘤）阻塞肠腔等因素都是导致老年患者易穿孔的原因。而患者在消化内科实施胃肠镜检查，医师未预防性使用抗生素，同时腹透专科护士未立即进行干预，导致腹膜炎风险增加。

2. 积极纠正腹透患者低钾血症・低钾血症可增加肠源性腹膜炎的风险，故应予积极纠正。

3. 预防肠穿孔的发生并及时干预・腹透导管长时间压迫，可能引起肠坏死，从而出现肠穿孔。也可能与腹透导管的类型、放置位置有关。低血压、营养不良或局部微血栓引起肠黏膜缺血坏死也是可能原因。长期应用糖皮质激素，食物较粗糙，便秘也可能引起空腔脏器穿孔。另外，多囊肾是多系统受累的疾病，具有肾脏表现、肾外表现及相应的并发症，由多囊肾导致的终末期肾病患者结肠憩室发生率达80%。腹透患者出现消化道穿孔预后差，需早期诊断。因此需关注以下情况：①腹透患者出现腹痛均应排查空腔脏器穿孔等外科急腹症的可能性，空腔脏器穿孔时腹痛多为突然发生，腹腔冲洗、腹透液中加入抗生素治疗后腹痛缓解不明显，病情发展较快，中毒症状较重，多容易发展为中毒性休克；②多囊肾透析患者（包括血透、腹透）为肠穿孔的高危人群；③腹透液淀粉酶水平可显著升高；④腹透液病原学检查可发现多种革兰阴性菌或革兰阴性菌和革兰阳性菌混合感染，致病原也可为真菌。⑤外科手术时应拔除受污染的腹透导管，如需冲洗或引流应植入新的引流管，预防腹腔残余脓肿。

专家点评

薛　闻

腹透是肾功能衰竭患者常用的肾脏替代治疗方案。肠穿孔是指肠管病变穿透肠管壁导致肠内容物溢出至腹腔，是腹透少见却严重的并发症之一。目前国内对PD并发肠道穿孔的病例报道不多，且因早期相似的症状、体征，很难与腹膜炎鉴别。因此，诊断困难，治愈率极低；国外文献报道本病的发生率在1%～10%之间，而死亡率高达46%～57%。从既往个案报道及本病例中得到启示，如腹透并发腹膜炎的患者经静脉联合腹腔抗感染疗效不理想、腹透液中发现粪质、腹泻成分中含有腹透液、腹腔游离气体增加、腹透液培养出多种微生物等均提示可能并发肠道穿孔。对每一例严重腹膜炎的腹透患者，肾脏科需与外科协同诊治，避免病情进一步加重，血流动力学不稳定，影响手术处理。

（王丽雅　屠亦超）

参考文献

[1] 许莹，董捷. 国际腹膜透析学会 2011 年关于“降低腹膜透析相关感染风险”郑重申明的新启示[J]. 中国血液净化，2012，11(11)：581-584.

[2] 雷玉涛. 腹膜透析患者发生消化道穿孔诊治分析[J]. 临床误诊误治，2006，19(1)：28-29.

[3] 李天慧，毛永辉，赵班，等. 单中心 3 年腹膜透析相关性腹膜炎变化趋势分析[J]. 中国血液净化，2015，14(2)：75-78.

[4] 刘爱琴. 护理干预对腹膜透析患者腹膜炎发生率及生活质量的影响[J]. 全科护理，2016，14(7)：687-688.

[5] 郭玲玲，胡雁，费锦萍，等. 居家腹膜透析患者自我护理能力现状及影响因素分析[J]. 中华护理杂志，2013(5)：436-438.

[6] 舒方，江晓华，汪奕. 腹膜透析患者便秘致肠穿孔一例[J]. 上海医学，2001，24(7)：427.

[7] 中国北方腹膜透析协作专家组. 降低腹膜透析早期技术失败率专家共识[J]. 中国血液净化，2013，12(05)：233-237.

[8] 赵慧萍. 2010 年腹膜透析相关感染指南关于腹膜炎治疗部分的解读[J]. 临床药物治疗杂志，2015，13(02)：9-14.

[9] 沈吉梅，高岚，陈泳. 改变口服 10%氯化钾注射液苦涩味的临床研究[J]. 护理研究，2013，27(08)：769.

[10] 冯明亮，张辉，郑少莉，等. 持续非卧床腹膜透析患者腹膜炎的临床分析[J]. 中国中西医结合肾病杂志，2010，11(3)：219-221.

[11] Bogdanova N, Markoff A, Horst J. Autosomal dominant polycystic kidney disease-clinical and genetic aspects [J]. Kid Blood Press Res, 2002, 25(5): 265-283.

[12] 周玥，陈建军，楼季庄，等. 腹膜透析并发肠穿孔 1 例[J]. 安徽医学，2016，37(4)：504-505.

病例 8 腹膜透析早期并发腹膜炎的护理

病史概述

患者男性，49 岁，高血压病史 4 年，血压最高为 170/100 mmHg，服用厄贝沙坦氢氯噻嗪控制血压，平时血压控制在 130～140/80～90 mmHg。2018 年 8 月开始，在无明显诱因下出现头晕、恶心、乏力，无呕吐、无水肿。于 2018 年 11 月 25 日于某医院查血尿常规，报告示血红蛋白 48 g/L，尿蛋白＋＋＋，遂至我院急诊查血红蛋白 48 g/L，血肌酐 1 782 μmol/L，在急诊输血 2 次共 600 ml，临时行颈内静脉插管，连续行血液透析 2 次，遂以“慢性肾功能不全失代偿期”收入院。患者于 2018 年 11 月 29 日行腹透导管置入术，术后予常规护理，术后一周在门诊行腹腔冲洗，当时腹透液色清，引流通畅，术后 12 天在家无明显诱因下出现过腹痛，为钝痛，持续 1 小时后症状缓解，当时无腹泻症状，后未再出现腹痛及其他症状，未予重视，术后 14 天为行腹透培训收治入院。入院后专职腹透护士在给患者进行腹腔冲洗时发现引流出的腹透液色浑浊，患者无腹痛、腹泻、发热症状，生命体征平稳。

辅助检查

腹透液常规检查及微生物培养，腹透液常规示：细胞总数 $2\,850\times10^6$/L↑，有核细胞计数 $2\,420\times10^6$/L，多核细胞为 89.5%，细菌药敏培养结果提示：口腔链球菌（表 8-1），未查见真菌，遵医嘱予头孢拉定 1 g+庆大霉素 0.8 万单位腹腔给药 4 次/d，尿激酶注射剂 4 万单位封管 1 次/d，给药 3 天后腹透液颜色转清，腹透液常规示：细胞总数 160×10^6/L，有核细胞计数 120×10^6/L，多核细胞为 65%，后继续予腹腔给药治疗至 14 天。

表 8-1　药敏培养结果

报告项目	结果	单位	提示
细菌结果	口腔链球菌		
四环素	30	mm	S
青霉素 G	0.125	μg/ml	I
利奈唑胺	30	mm	S
头孢曲松	30	mm	S
头孢噻肟	26	mm	S
红霉素	30	mm	S
万古霉素	20	mm	S

发生的主要问题

早期腹膜炎。

临床转归

经头孢拉定+庆大霉素腹腔给药治疗 14 天后，患者腹透液色清，腹透液常规检查示腹透液细胞总数 54×10^6/L，有核细胞计数 28×10^6/L，多核细胞为 15%，患者腹膜炎痊愈。

护理经验与体会

（1）患者主诉有腹痛时应尽早进行干预，汇报医师，寻找可能原因尽早处理，在排除腹透导管术后早期常见腹痛原因的同时，高度警惕有无腹膜炎发生的可能。为提高腹透质量和治疗依从性，护士应主动对新透析患者进行随访，做好患者的术后宣教，包括环境、饮食、药物、活动指导等，在进行术后腹腔冲洗及腹透培训操作时，护士一定要遵循无菌操作原则，强调无菌环境及无菌操作的重要性。

（2）腹膜炎是腹透常见的严重并发症之一。虽然只有5%以下的腹膜炎会导致死亡，但腹膜炎是16%的PD患者直接或主要的死亡原因。因此，在患者行腹透期间，护士应加强对患者的健康教育，包括术前的准备、环境准备、营养管理、导管的维护、生活护理及腹膜炎的观察与护理，以减少腹膜炎的发生。此病例中腹透液培养结果示口腔链球菌生长，而有研究报道口腔链球菌是口腔中最常见的细菌，在口腔正常菌群中所占的比例最大，从口腔中所有部位都有可能分离得到，它包括唾液链球菌群、咽峡炎链球菌群、变形链球菌群、牛链球菌群、化脓性链球菌以及5个未分化的菌群，链球菌主要通过飞沫传播，提醒患者及医护人员佩戴好口罩。因此，护士在患者的操作培训及再培训过程中都应强调佩戴口罩的规范性和重要性，从而提高戴口罩的依从性。对佩戴口罩方法的宣教上，不要只停留在口头上，也要把戴口罩的步骤及时机用文字与图形相结合，最好以图片形式粘贴于操作室，方便对患者进行随时随地的提醒及指导。对反复发生腹膜炎的患者增加家访的次数，查找原因，进行培训及再培训。

3. 在腹膜炎的治疗上，对于链球菌的治疗，青霉素G为首先药物，腹透液药敏培养也提示青霉素G为敏感药物，但此次患者在获得微生物培养结果前，经验性使用头孢拉定＋庆大霉素治疗3天后效果明显，未再调整抗生素，继续予头孢拉定＋庆大霉素给药，也取得满意效果，最后患者腹膜炎治愈。

专家点评

赖学莉

早期腹膜炎是指置管2周内发生的腹膜炎，腹膜炎的发生原因包括：①手术因素相关：术前准备不充分或术中操作不规范；②环境因素及操作规范相关：如环境未定时消毒、消毒不规范、洗手及戴口罩等无菌操作不规范；③患者因素相关：患者营养不良，免疫系统功能下降，腹腔因素，依从性差等因素；④腹透液因素相关：腹透液的高渗透压和低pH值能抑制巨噬细胞的吞噬活性，使腹膜防御功能下降；⑤其他因素相关：腹腔操作、宫腔镜检查、牙科治疗和年老体弱者。

为预防早期腹透感染，透析中心应规范腹透患者的培训，在患者的教育上应加强培训及再培训的力度。护理操作中应规范操作步骤，医护人员做好自身防护，避免出现交叉感染。腹透患者的管理中应加强随访，包括电话随访、门诊随访、家访等，发现问题及时处理并进行归纳总结。对腹膜炎的治疗可依据指南或操作规程，同时可以结合实际情况进行经验总结。

（赵丽芳　汪海燕）

参考文献

[1] 温雯,李月红. 2016年国际腹膜透析协会腹膜炎预防和治疗推荐指南解读[J]. 临床内科杂志,2017,1(34):70-72.

[2] 倪龙兴,李洁. 口腔链球菌的新分类[J]. 牙体牙髓牙周病学杂志,2002,12(9):507-509.

[3] Piraino B, Bernardini J, Brown E, et al. ISPD position statement on reducing the risks of peritoneal dialysis-related infections [J]. Perit Dial Int, 2011,31(6):614-630.

病例 9 包裹性硬化性腹膜炎的诊断与护理

病史概述

患者男性,40岁,无业。2009年1月8日患者无明显诱因下出现心慌胸闷,活动后加重,至我院急诊就诊,查血尿素16.8 mmol/L、血肌酐503 μmol/L、血红蛋白91 g/L,肾小球滤过率5.4 ml/(min · 1.73 m^2)。给予对症支持治疗后症状好转。患者慢性肾功能不全5期,有肾脏替代治疗指征,排除禁忌证,于2010年1月22日行腹透置管术,2周后开始初始腹透方案:1.5%低钙腹透液2 L×4/d, DAPD。超滤量±100 ml,尿量大于1 000 ml/d。2010年3月22日腹膜功能评估:低平均转运,D/Pcr 0.647, Kt/V 2.9。患者平素依从性较差,不规律随访,多次自行使用2.5%低钙腹透液透析。2014年11月26日腹膜功能评估:高平均转运,D/Pcr 0.667, Kt/V 1.668。腹透超滤量-500~+100 ml/d,尿量约500 ml/d。调整腹透方案:1.5%低钙腹透液2 L×3/d, 2.5%低钙腹膜透析液2 L×1/d,DAPD。2015年1月在无明显诱因下出现腹痛、腹胀,腹透液浑浊、流出不畅,伴咳嗽、咳痰、恶心,腹泻,至我院门诊查腹透液常规示白细胞计数290×10^6/L,中性粒细胞80%,腹透液微生物培养(-),给予头孢拉定+庆大霉素加入腹透液中抗感染治疗,腹痛持续不缓解,收治入院。

既往史:患者2003年曾患"急性坏疽性阑尾炎"于我院行阑尾切除术。2005年曾患"十二指肠溃疡伴穿孔"于我院行十二指肠修补术。2014年7月于我院行"盲肠息肉EMR术"。术后病理:混合性增生性腺瘤性息肉伴低级别异型增生。

患者入院后间断恶心、呕吐,纳差,间歇性腹痛,长海医院痛尺疼痛评分2~5分,生命体征平稳,腹透方案:1.5%低钙腹透液2 000 ml×2/d, 2.5%低钙腹透液2 000 ml×2/d,间歇性腹膜透析(intermittent peritoneal dialysis, IPD),予以庆大霉素、头孢拉定、利多卡因加入腹透液中抗感染、止痛治疗。腹透超滤量-400 ml/d左右,尿量300 ml/d左右,每天出量在－100 ml 左右。第 5 天出现便血，血红蛋白下降至 44 g/L，粪隐血（＋），考虑消化道出血，医嘱予暂停腹透治疗，行腹腔冲洗 1 次/日，颈内静脉临时置管行血液透析治疗。入院后第 12 天发现血性腹腔引流液（图 9－1）。第 14 天出现腹胀，无肛门排气，腹透液流出不畅。

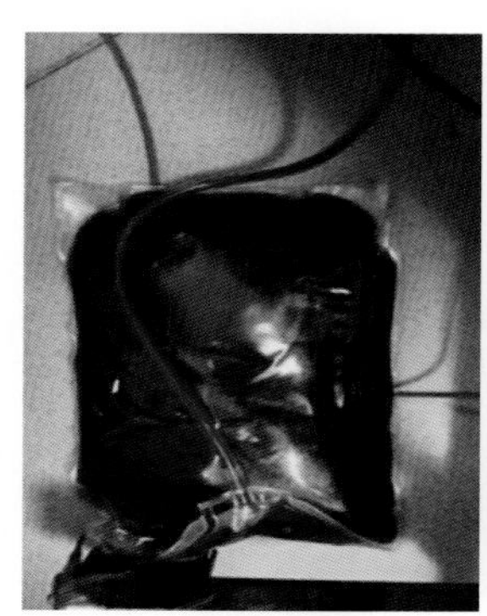
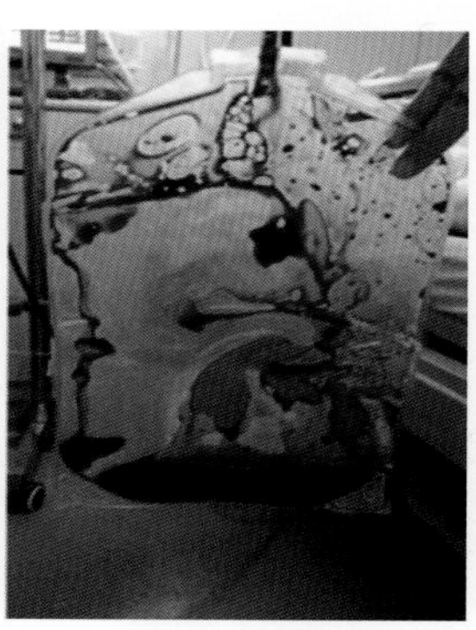

图 9－1 血性腹腔引流液

辅助检查

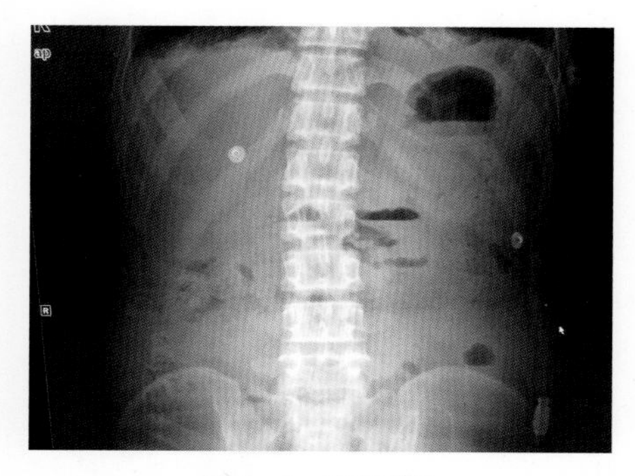

图 9－2 腹部平片

血液常规：白细胞计数 5.81×10^9/L、红细胞计数 3.06×10^{12}/L、血小板计数 266×10^9/L、血红蛋白 91 g/L；肝功能：白蛋白 26 g/L、丙氨酸氨基转氨酶 11 U/L、谷氨酸氨基转氨酶 11 U/L、γ－谷氨酰转钛酶 34 U/L；肾功能：血钠 137 mmol/L、血钾 4.2 mmol/L、血氯 97 mmol/L、尿素 51.1 mmol/L、肌酐 1 979 μmol/L、尿酸 0.71 mmol/L、肾小球滤过率 2.4 ml/(min・1.73 m^2)；血脂：总胆固醇 4.17 mmol/L、三酰甘油（甘油三酯）0.74 mmol/L、高密度脂蛋白胆固醇 0.99 mmol/L、低密度脂蛋白胆固醇 2.37 mmol/L；凝血功能：凝血酶原时间 15.2 s、活化部分凝血活酶时间 50.8 s、凝血酶原时间国际标准化 1.2。

腹透液常规：示蛋白阴性，透明，单核 15％、多核 85％、白细胞计数 120×10^6/L、细胞总数 130×10^6/L；腹透液培养阴性。

尿常规：比重 1.009、蛋白质 1 g/L、葡萄糖 12 mmol/L、酮体 1.5 mmol/L、红细胞计数 5.1 个/HP、白细胞计数 1.0 个/HP。

粪常规：粪隐血(+)。

发生的主要问题

包裹性硬化性腹膜炎(encapsulating peritoneal sclerosis，EPS)。

治疗与护理

患者入院后予以庆大霉素、头孢拉定、利多卡因加入腹透液中抗感染、止痛治疗。静脉予以奥美拉唑保胃，左氧氟沙星注射液、甲硝唑消炎治疗。予以酪酸梭菌活菌片口服调节肠道菌群，莫西沙星片消炎，复方甘草溶液止咳，枸橼酸钾口服液补钾治疗。1月21日行临时颈内静脉置管术及血液透析治疗。1月27日患者便鲜血多次，腹透导管引流出血性液体，血压下降，最低68/40 mmHg，急查血常规示血红蛋白44 g/L。报病重，遵医嘱予以心电监护，禁食、水，吸氧；生长抑素，酚磺乙胺，凝血酶止血治疗；少浆血，冷沉淀凝血治疗；平衡液扩容治疗；肠外营养，白蛋白支持治疗；肾上腺素加入腹透液中腹腔冲洗等对症治疗。

1月29日患者诉腹胀，无肛门排气，腹透液流出不畅，予以腹部B超，胃肠减压，灌肠治疗。腹部CT：肠管明显扩张积液、肠壁增厚水肿、腹膜增厚，部分包裹。腹部B超：示下腹部探及深度10.6 cm无回声，局部内见光带分隔，成蜂窝样，考虑部分包裹。

2月4日患者恢复排气、排便，腹胀明显好转，继续予以抗感染、营养、腹腔冲洗治疗。

2月11日患者各项生命体征平稳，腹痛好转，予以出院。

临床转归

拔除腹透导管，结束腹透治疗，改行血液透析治疗。

护理经验与体会

(1) 最初的EPS报道是在1980年。其发生率是随着腹透时间的延长不断升高：3年、5年、8年、15年的发病率分别为0.3%、0.8%、3.9%、17.2%，多发生在透析5年后，发生EPS的中位数时间是82个月。反复腹腔感染也可发生。患者于2010年1月开始腹透治疗，发病时透析仅5年余，而文献报道发病率仅为0.8%，因此，我们护理工作中还存在有待加强的地方，在日常腹透换液中应反复加强患者的无菌观念教育。有一部分腹透患者，随着时间的推移，无菌观念慢慢地减弱，腹透感染概率增加。护理要点：①加强长透龄患者的随访，定期监测患者的腹膜功能，以及超滤量。②定期进行再宣教，减少腹膜炎的发生。③加强对外地患者的电话随访，重点关注腹透液的颜色，有无腹痛症状，如出现腹痛、血性腹透液及时汇报医师，及早干预。该患者平素依从性较差，不规律随访，随意调整腹透方案及剂量。腹透护士应加强电话随访并强调定期随访的重要性，减少疾病发生。

(2) 在抗感染治疗3～5天症状无改善的情况下应根据药敏试验结果及时更换用药，该患者因腹透液中白细胞稍高于正常值，所以未予更换抗生素。在日本，部分患者仍保留腹透导管在原位并进行规律的腹腔灌洗。定期腹腔冲洗可以清除腹腔中一些炎症分子和促纤维化因子，从而有助于减轻肠壁纤维化程度。该患者在停止腹透后，改行血液透析治疗，待身体基本情况改善后，于8月16日入院拔除腹透导管，其间规律腹腔冲洗。

专家点评

赖学莉

EPS多发生于PD治疗1年后，随着腹透时间的增长发生率升高。发病的原因包括反复腹腔感染；使用生物相容性差的腹透液；一些抗生素也可导致EPS，包括万古霉素、妥布霉素、两性霉素；使用β受体阻断剂、双氯苯双胍己烷以及肝硬化腹水、腹腔内注射化疗药等。腹透龄长、反复发生腹膜炎是腹透患者发生EPS的重要危险因素。但未发生过腹膜炎的患者也偶可发生，超滤功能差的患者也较易发生EPS；也有不少患者在停止腹透后才出现EPS。EPS患者的预后差，死亡率也随着腹透龄的延长而升高，有文献报道，腹透龄≤5年的EPS患者无死亡，但是腹透龄>8年的EPS患者死亡率达8.3%，10年达28.6%，15年达61.5%，超过15年则高达100%。这就要求我们：①透龄长的患者要反复多次的进行再宣教，加强随访，对于透龄短的患者也不能放松警惕。②应用生物相容性更好的腹透液。③避免腹腔内给药(抗生素除外)。④定期评估腹膜转运功能及超滤功能。

(王铁云　汪海燕)

参考文献

[1] 陈伊文，俞雨生. 包裹性腹膜硬化症[J]. 肾脏病与透析肾移植杂志，2011，20(5)：481-486.
[2] Balasubramaniam G, Brown E A, Davenport A, et al. The Pan-Thames EPS study: treatment and outcomes of encapsulating peritoneal sclerosis [J]. Nephrol Dial Transplant, 2009, 24(10): 3209-3215.

第2章
机械因素相关并发症

第 1 节 · 胸腹瘘

病例 10 小剂量间歇性腹膜透析在胸腹瘘治疗中的护理

病史概述

患者女性，55 岁。2009 年 7 月确诊为“慢性肾炎，尿毒症”，于 7 月 16 日行腹透置管术，长期在家中行腹透治疗，透析方案为 1.5%腹透液 2 L×3 袋，每 3 小时 1 次/d，超滤量每天 1 000～1 500 ml/d，尿量每天 500～600 ml/d。2010 年 6 月患者突然出现排尿减少至无尿（<100 ml/d），并出现咳嗽、胸闷、气促，腹透液超滤量减少至 200～400 ml/d，于 2010 年 6 月 15 日收治入院。

体格检查

血压 120/80 mmHg，体温 37.1 ℃、呼吸 24 次/分、脉搏 100 次/分。神志清楚、贫血貌，端坐卧位，颜面部及双下肢凹陷性水肿；右肺呼吸音低，叩诊呈实音，左肺呼吸音粗，未闻及干湿啰音。

辅助检查

白蛋白 28 g/L，血尿素氮 16.3 mmol/L，血肌酐 1 158 μmol/L，血糖 3.93 mmol/L。胸部 X 线片示：右侧胸腔大量积液影，纵隔左侧移位，右肺中下叶不张，气管闭塞。

发生的主要问题

腹透后并发胸腹瘘，胸腔积液。

治疗与护理

在 B 超定位下行胸腔穿刺术并予以胸腔引流，共引流出液体 2 000～3 000 ml。患者主诉胸闷气促，在透析液进入腹腔后加重。排除肿瘤等因素后，为确诊胸腔积液来源，腹透液中加入亚甲蓝，再将腹透液放入腹腔，嘱患者平卧 1 小时后抽取胸腔积液检测，未测出美兰；再次在腹腔中放入造影剂(欧乃派克)行 CT 检查，CT 示右侧胸腔内大量积液影，密度较高；同时对比胸腔积液中葡萄糖含量为 85.2 mmol/L，远远高出血液中葡萄糖浓度(4.3 mmol/L)，确诊为急性胸腔积液。本例患者由于无法耐受手术，血透血管通路条件差(曾行动静脉内瘘置管术失败)，故采取保守治疗，患者采取端坐位或站位，用小剂量腹透液灌入腹腔、行间歇性腹膜透析(IPD)，1.5%腹透液 1 L×6 次每 2 小时 1 次。一方面小剂量的腹透液减轻了腹腔压力，减少了胸腔的渗漏；另一方面采取端坐位或站位，使透析液在重力的作用下聚集于腹部，减少了其与胸膜-膈肌的接触，同时端坐位或站位时通过腹壁的弹性，扩大了腹腔的容量，降低了腹腔内压，从而减少透析液向胸腔的渗漏。

临床转归

间歇性腹透治疗 2 周后，症状改善予以出院，随访 1 个月，未发生胸闷气急，透析超滤量 1 000 ml/d 左右。

护理经验与体会

1. 胸腔引流护理 · 急性大量胸腔积液的患者通常均需胸腔引流，故需协助医师做好胸腔闭式引流穿刺，以减轻其肺组织受压的程度。引流过程中严格做好无菌操作；妥善固定导管，防止管路扭曲导致引流不畅或滑出。同时必须仔细观察引流液色、质、量的变化，引流速度不宜过快，量控制在 600～800 ml/d。

2. 腹透时的护理 · 调整患者的腹透方案为 IPD，操作时除严格按照腹透操作常规外，要严格控制腹透液灌入量，灌入过程中需嘱患者端坐位或站位，这种体位可以尽量避免腹腔的透析液直接通过横膈膜瘘进入胸腔形成胸腔积液；灌入时速度要尽量放慢，小流量缓慢进入腹腔，在透析过程中观察患者的面色及呼吸情况，听取患者主诉，是否能耐受。准确记录患者的超滤量及尿量，及时调整透析方案，以减轻患者心脏负担。

3. 做好饮食护理 · 腹透过程中会丢失大量的蛋白质，一般在 5～10 g/d，以白蛋白为主，故需指导患者每日摄入优质蛋白质 1.2～1.3 g/(kg · d)，其蛋白质来源需以动物蛋白为主，如鸡鸭鱼肉禽蛋类等。而且要限制钠盐的摄入，钠盐的摄入量不超过 3 g/d，以 1～2 g/d 为宜，以减轻水钠潴留，保持电解质平衡，尤其是钾的平衡。

4. 心理护理 · 急性大量胸腔积液患者的病情发生发展迅速，患者会有强烈的恐惧感，而且本病例中患者曾行动静脉内瘘成形术失败，行血透的可能性大大降低。因此，在进行临床生理治疗的同时，也应加强对患者心理疏导，减轻抑郁状态，提高治疗信心，取得患者的积极配合。

5. 加强随访·患者出院后，应加强对患者的随访工作。除常规的门诊随访外，还需每周进行电话随访，以了解病情的动态变化，随时调整透析方案，及时纠正出现的问题，最大程度减轻患者的痛苦。

专家点评

徐 天

急性胸腔积液是腹透的一种严重而少见的并发症。在腹透患者中发生率仅为3%～6%，在儿童中发生率为2%～3%。成人多见于女性。主要表现为呼吸困难，胸痛，部分患者可表现为超滤量减少。该病起病突然，病情发展快，如不及时救治可危及生命。据文献报道，长期腹透患者疝的发生率大约为20%。常见有腹壁疝、切口疝、脐疝，膈疝极为少见。腹透液膈肌胸膜腔漏的发生机制多数认为有两方面原因：①横膈膜存在解剖缺陷，常发生局部大疱、裂孔及局部薄弱或膨出。本病例中，患者的大量胸腔积液考虑为长期腹透后腹内压增高，尿毒症营养不良，低蛋白血症，膈肌水肿，致使膈肌薄弱区裂开或出现小口径漏洞等因素有关；②腹腔内液体经膈下淋巴管转运至胸腔，同时由于腹透时腹腔内容量增多，压力增高，加之尿毒症、营养状况不良等因素，导致腹透患者出现膈肌胸膜腔瘘。由于解剖缺陷通常位于右侧横膈膜，并且右侧的淋巴管供应较左侧更为丰富，所以右侧胸腔积液较左侧更为多见。本例患者发生的急性胸腔积液的原因可能是在长期的腹透过程中，腹腔持续性维持高腹压，加上低蛋白血症，膈肌水肿等因素，膈肌原有的缺陷薄弱部位可能发生破裂，形成胸—腹通道，在较高腹压、呼吸负压共同作用下，腹腔液体可迅速进入胸腔，加之腹透液高渗透压的参与，致使胸腔积液大量增加，压力增高，导致急性大量胸腔积液。

腹透并发急性大量胸腔积液的诊断依据为：①腹透后出现呼吸困难、发绀、胸部体征及影像学检查发现大量胸腔积液；②腹腔积液形成的同时伴有腹透超滤量减少；③胸腔积液、腹透液检查中尿素氮、肌酐、糖、钾、钠含量相同或相似，胸腔积液检查具有高糖、低蛋白特点；④亚甲蓝试验阳性，即腹腔内注入亚甲蓝后胸腔积液内蓝染；⑤放射性核素扫描阳性。

对急性大量胸腔积液的处理，应立即放出腹透液、引流胸腔积液，然后选用下列方法：①保守治疗，包括暂停腹透或改为半卧位小容量腹透，待腹水消失后可作持续不卧床腹透；②化学性胸膜形成术。即胸腔内注入50%葡萄糖或纤维素粘合剂，促进沟通裂隙粘连闭合，有效者可继续持续非卧床腹透；③手术修补膈肌术；④改变透析治疗方式为血液透析。

（张春燕　黄晓敏）

参考文献

[1] 于银春，郭林红，陈涛. 1 例腹膜透析并发交通性胸腔积液患者的护理[J]. 中华护理杂志，2003，38(1)：651 - 652.
[2]《国外医学：内分泌学分册》编辑部. 慢性肾脏病蛋白营养治疗专家共识[J]. 国际内分泌代谢杂志，2005，11(25)：437 - 438.
[3] 叶任高. 临床肾脏病学[M]. 北京：人民卫生出版社，1999，299 - 300.
[4] Boeschoten E W, Krediet R T, Roos C M, et al. Leakage of dialysate across the diaphragm: an important complication of continuous ambulatory peritoneal dialysis [J]. Neth J Med, 1986, 29: 242.
[5] Rudnick M R, Coyle J F, Beck L H, et al. Acute massive hydrothorax complicating peritoneal dialysis, report of 2 cases and a review of the literature [J]. Clin Nephrol, 1979, 12(1): 38 - 44.
[6] Kawaguchi A L, Dunn J C. Management of peritoneal dialysis-induced hydrothorax in children [J]. Am Surg, 1996, 62(10): 820 - 824.
[7] Bjerke H S, Adkins E S, Foglia R P. Surgical correction of hydrothorax from diaphragmatic eventration in children on peritoneal dialysis [J]. Surgery, 1991, 109(4): 550 - 554.
[8] 钟远，陆石. 老年人腹膜透析内压增高相关并发症的临床研究[J]. 肾脏病与透析肾移植杂志，1998，7：342.
[9] 王海燕. 肾脏病学[M]. 2 版. 北京：人民卫生出版社，1998，1554 - 1555.
[10] Edwards S R, Urger A M. Acute hydrothorax: a new complication of peritoneal dialysis [J]. JAMA, 1967, 199(11): 853.
[11] Rudnick M R, Coyle J F, Beck L H, et al. Acute massive hydrothorax complicating peritoneal dialysis, report of 2 cases and a review of the literature [J]. Clin Nephrol, 1979, 12(1): 38.

病例 11 儿童腹膜透析并发胸腹瘘的处理

病史概述

患儿男性，7 岁 4 个月，腹透 2 年 8 个月，出现“无诱因超滤减少，颜面双下肢水肿，伴发热、夜间呼吸困难、咳嗽 2 天”，于 2017 年 4 月 17 日由外院转入。

患儿诊断为遗传性肾脏疾病(NPHP3 基因复合杂合突变)，肝功能异常。近 3 年前因进展至尿毒症，在腹腔镜下植入腹透导管，之后多次调整腹透方案，入院前患儿采用持续性环式腹膜透析(continuous cycling peritoneal dialysis, CCPD)模式，1.5%葡萄糖腹透液，每次注入 700 ml×9 周期，留腹 1.5 小时，末次留腹 400 ml。平均超滤量 400～500 ml/d，尿量 50～100 ml/d。患儿入院时神志清、精神反应可，双下肢水肿，偶有咳嗽，心率 90 次/分，呼吸稍促，30 次/分，血压 110～120/70～80 mmHg，身高 104 cm，体重 17.5 kg(较前增加 3 kg)，无尿。入院后胸片提示右侧胸腔积液增多，右肺节段性肺不张，考虑腹透液渗漏。

发生的主要问题

胸腹瘘。

治疗与护理

(1) 保守治疗，暂停腹透，建立临时血透通路行每周 3 次血液透析，超滤量 800 ml～1 000 ml/次。

(2) 预防腹膜透析导管堵塞，暂停腹透期间，每周 1 次低分子肝素 1 000 U＋0.9％生理盐水 10 ml 封管。

(3) 抗感染，吸氧止咳，抗电解质紊乱，给予营养支持，正确安全用药。观察患儿呼吸困难、咳嗽、全身水肿情况等症状，以及体温、血压、心率、尿量等体征变化。正确留取血标本、腹膜透析和血液透析相关标本并追踪其结果，通过患儿胸片变化了解胸腔积液吸收情况。4 周、8 周复查 X 线胸片提示右侧胸腔积液量范围皆较前逐渐变小，实变影逐渐减小。

(4) 暂停腹膜透析 8 周后，重新开始腹膜透析治疗，模式为夜间间断性腹膜透析(nocturnal intermittent peritoneal dialysis，NIPD)，患儿采取半卧位，1.5％葡萄糖腹膜透析液灌入量 200 ml，20 个周期，每次留置时间半小时，放低机器位置以控制腹膜透析液灌入速度。治疗过程中患儿未诉呼吸困难等不适，超滤量达 500～600 ml/d，尿量 0 ml。之后 2 周，腹膜透析处方逐步调整，灌入量增加至 600 ml，8 个周期，每个周期留腹时间为 2 小时。

临床转归

开始临时血透及其他对症治疗后，患儿呼吸困难改善、咳嗽减轻、体温正常，外周水肿消退，胸片提示右侧胸腔积液减少，血透过程顺利。恢复腹透后予 NIPD 模式 2 周内单次透析液灌入量由 200 ml 逐步加量至 600 ml，有效地满足了溶质和液体清除的要求。

护理经验与体会

胸腹瘘是指腹透液经缺损的膈膜由腹腔流向胸腔。胸腹瘘的发病机制不明，可能与先天或获得性的膈膜缺损，营养不良，腹内压增高等因素有关。多见于大容量透析液留腹、有近期腹部手术史、合并疝、剧烈咳嗽、负重的患者；在儿童腹透患者中，CCPD 透析模式导致胸腹瘘较常见。常发生于右侧，亦有左侧或双侧胸腹瘘的报道。欧洲儿童透析工作组回顾所属各中心 10 年的病例发现，在 1 506 名腹透患儿中胸腹瘘发生率为 0.66％。胸腹瘘不但影响腹透效果，严重时大量胸腔积液可导致患者出现呼吸窘迫、心力衰竭等情况，危及生命。

有文献报道，有条件的医院通过监测腹内压并维持腹内压在稳定范围中可以减少胸腹瘘发生。本病例在腹透过程中出现不明原因超滤量减少，伴咳嗽、呼吸困难、单侧特别是右侧胸腔积液，提示胸腹瘘的可能。在暂停腹透、进行临时血液透析过渡时，要做好病情观察及导管护理。重新开始腹透时，采用 APD 透析，单个周期留腹剂量由 300 ml/

(m^2·BSA)逐步加量，留置时间逐渐增加，降低腹腔压力快速上升引起胸腹瘘发生的风险。做好患儿及照顾者健康教育，再次提醒患儿家长一旦患儿出现超滤量突然减少、水肿、咳嗽、呼吸困难等症状，警惕胸腹瘘复发，若发生上述症状，立即联系透析中心，及时就医。

专家点评

沈　茜

胸腹瘘是腹透罕见但严重的并发症，发病的机制不明，在腹透患儿中报道较少，其处理的措施选择多样，包括保守治疗、外科手术等，相关措施在患儿中缺乏对照研究，目前以保守治疗为一线治疗方式，失败后考虑化学或机械胸膜固定。该案例展示了腹透并发胸腹瘘患儿通过保守治疗，暂停腹透2周，血液透析过渡并逐渐重建腹透的过程，为临床识别、处理腹透并发的胸腹瘘提供借鉴。

（周　清　赵　蕊）

参考文献

[1] 沈霞，赵蕊，周清，等．一例腹膜透析合并胸腹瘘患儿的护理[J]．中国实用护理杂志，2019，35(23)：59－61.

[2] Dufek S, Holtta T, Fischbach M, et al. Pleuro-peritoneal or pericardio-peritoneal leak in children on chronic peritoneal dialysis A survey from the European Paediatric Dialysis Working Group [J]. Pediatr Nephrol, 2015, 30(11): 2021－2027.

[3] Kai M C, Szeto C C, Li K T. Management options for hydrothorax complicating peritoneal dialysis [J]. Semin Dial, 2003, 16(5): 389－394.

[4] Jegatheswaran J, Warren J, Zimmerman D. Reducing intra-abdominal pressure in peritoneal dialysis patients to avoid transient hemodialysis [J]. Semin Dial, 2018, 31(3): 209－221.

[5] Castellanos L B, Clemente E P, Cabanas C B, et al. Clinical relevance of intraperitoneal pressure in peritoneal dialysis patients [J]. Perit Dial Int, 2017, 37(5): 562－567.

病例 12 腹透联合血透治疗方法在胸腹瘘治疗中的应用

病史概述

患者女性，61岁，于12年前反复出现腰酸、尿痛症状，于当地医院检查尿常规：尿蛋白＋，白细胞＋＋/HP，血肌酐90 μmol/L，考虑“慢性肾小球肾炎”，长期口服中药治疗。2016年8月发现血肌酐800 μmol/L，确诊“慢性肾炎，慢性肾功能不全尿毒症期”，建议透析治疗，并行腹透导管置入术，术后第3天开始进行腹膜透析(peritoneal dialysis, PD)治疗，腹透方案为持续性非卧床腹膜透析(continuous ambulatory peritoneal dialysis,

CAPD)，1.5%腹透液 2 L×2/d，2.5%腹透液 2 L×2/d，超滤量在 1 000 ml 左右，进出水畅，色清。患者病情稳定，于 2016 年 6 月 6 日出院。2017 年 5 月 3 日无明显诱因下出现咳嗽，胸闷，超滤量突然明显减少，至我院入院检查，胸部彩超提示右侧大量胸腔积液，于 2017 年 11 月 10 日收治入院。

体格检查

体温 36 ℃，脉搏 108 次/分，呼吸 18 次/分，血压 90/63 mmHg。心率 108 次/分，律齐。右侧呼吸音低，左侧呼吸音清，未闻及干湿啰音。

辅助检查

胸腔 B 超提示：右侧胸腔积液；左侧胸腔未见明显积液。胸腔积液常规检查：颜色淡黄、透明度微混、浆膜黏蛋白定性阴性、细胞总数 260×10^6/L、中性粒细胞百分比 28%、有核细胞总数 70×10^6/L；结核效应淋巴细胞免疫斑点试验阴性。

治疗与护理

入院后行右侧胸腔闭式引流术，引流出淡黄色胸腔积液 1 000 ml。为明确诊断，将加入亚甲蓝的腹透液 1 000 ml 留腹 4 小时，后行胸腔穿刺，抽出淡蓝色胸腔积液，亚甲蓝试验为阳性，确诊胸腹瘘。暂停腹透，在给予患者胸腔引流术后胸腔积液消失，然后开始小剂量腹透治疗。透析方案：1.5%低钙腹透液 1 L×2/d，严密观察患者的症状和体征，注意有无气憋、气短加重等现象，及时报告医师。而后患者反复出现胸闷，胸腔积液并未得到改善，再次暂停腹透，给予临时血液透析治疗过渡，同时严格控制水分的摄入。改为血透过渡之后患者症状缓解，复查胸腔积液明显减少，病情稳定后出院。6 个月后到医院复诊，患者两侧胸腔均未见积液，开始转为腹透治疗，腹透处方为 CAPD，1.5%腹透液 2 L×2/d，2.5%腹透液 2 L×2/d，超滤量在 1 000 ml/d 左右，小便无，后因毒素清除不佳，调整治疗处方为血液透析＋腹膜透析联合治疗，即每周 1 天血液透析，6 天腹透，治疗效果稳定。

临床转归

在胸膜瘘治疗中采用血液透析联合腹透的方式相较于单一的腹透更为有效，明显地改善了肾脏及血液的相关指标，效果可观。该患者在治疗前、后，血肌酐由 800 μmol/L 下降至 615 μmol/L；血尿酸由 578 μmol/L 下降至 411 μmol/L；血白蛋白由 30.2 g/L 上升至 37.94 g/L，电解质指标转为正常。患者精神尚可，无胸腹渗漏。食欲良好，无恶心、呕吐症状。

护理经验与体会

腹透是慢性肾功能尿毒症期患者有效的肾脏替代疗法之一，且其带来的并发症越来越多，胸腹瘘为其中之一，虽然在临床的发生率低，但胸腹瘘的发生不仅影响腹透效果，严重者还会影响患者的心肺功能，甚至危及生命。由于临床上胸腹瘘发生率仅1%～2%，以女性为多发，发病部位主要以右侧为多见，不易引起临床医师的注意，导致误诊、漏诊时有发生。因此，及时准确地诊断腹透患者胸腹瘘具有重要意义。腹透患者突然出现呼吸困难常是胸腹瘘早期临床表现，应及早入院治疗，寻找病因。膈肌缺损修补术是胸腹瘘最彻底的治疗方法。传统的开胸修补术由于创伤较大，对呼吸循环有较大的影响，对基础病情较重的患者风险较大，近年来，国内外在胸腔镜下的膈肌修补术研究较多。胸腹瘘患者在临床护理中需注意以下几方面：

1. 气体交换受损的护理・嘱患者行患侧卧位或半卧位，减轻气促、呼吸困难症状，给予患者低流量低浓度鼻导管吸氧。

2. 饮食护理・给予高热量、高蛋白、高维生素的食物。

3. 水负荷护理・因胸腔与腹腔相通，透析液就会从瘘道进入胸腔，导致患者肺部受到液体挤压而出现呼吸困难等不适，且导致超滤欠佳，水负荷过多。准确观察患者水肿情况，每日称体重进行对比。如体重逐日增加，血压升高，要警惕因身体水负荷增加，而加重心脏负担，导致心力衰竭和肺水肿。

4. 心理护理・在与患者建立良好信赖关系的基础上，给予患者安慰和鼓励。耐心解释患者提出的各种问题，讲解药物的作用和不良反应，以及胸穿注意事项和安全性，消除患者顾虑，安抚患者情绪，坚定患者信心，使其能积极地配合治疗。

5. 腹透并发症的教育・可通过透后培训、门诊复诊、肾友会等时间给予患者持续再教育。有研究显示，健康宣教在预防胸腹瘘的发生中起到了不可忽视的作用。

专家点评

韩国锋

胸腹瘘是腹透患者少见但严重的并发症，它不仅影响腹透的透析效果，还会影响患者的心肺功能，甚至危及生命。其病因尚不明确，一旦发现，应及时处理。腹透胸腹瘘分为先天性及后天性两种。前者系先天性横膈胸膜发育异常造成胸腹腔通道，常于开始行腹透即发生。后者多在腹透数月甚至数年后才发生，其发病可能与腹内压反复升高或腹膜炎发生使胸腹腔屏障受损后腹透液从腹腔进入胸腔引起。少量胸腔积液临床可无症状，而随着胸腔积液的增多，患者可出现胸闷气急、不能平卧、腹透超滤量下降等表现，严重者可出现缺氧、发绀、低氧血症等。虽然文献报告有患者经干腹处理，或药物注射后使横膈膜裂口闭合，继续进行腹透治疗，但仍存在腹压急剧升高时横膈膜再次裂开的可能性，因此，更改为血液透析进行替代治疗仍是不少此类患者常见的选择。然而，该患者使用血液透析联合腹透治疗的效果良好，即使该方法在临床使用并不常见，但也为以后的临床治疗起到了很好的借鉴作用。

（徐丽娜　施敏敏）

参考文献

[1] 黄尧. 腹膜透析联合血液透析在慢性肾功能衰竭治疗中的作用[J]. 现代医药卫生，2015，31(19)：2959－2960.
[2] 何佩佩，王薇，张晓辉，等. 居家腹膜透析并发胸腹瘘 12 例的护理体会[J]. 护理与康复，2014，13(2)：130－131.
[3] 余学清. 腹膜透析治疗学[M]. 北京：科学技术文献出版社，2007：127.
[4] 杨桢华，谭春兰，陆晓华. 腹膜透析并发胸腹瘘的诊断及鉴别诊断[M]. 内科，2012，7(3)：267－268.
[5] 马华林，张欣洲，王康，等. 腹膜透析患者并发胸腹瘘 5 例分析[J]. 疑难病杂志，2015，14(1)：39－41.
[6] 马小琴，王艳. 腹膜透析胸腹瘘发生原因及处理[J]. 宁夏医学杂志，2011，33(8)：791.
[7] 庞丽莎，赵湘. 腹膜透析并发胸腹瘘 2 例及文献复习[J]. 全科医学临床与教育，2016，14(1)：106－107.

病例 13 腹膜透析并发胸腹瘘的护理

病史概述

患者女性，38 岁，“血肌酐升高，蛋白尿 7 年余”，既往肾穿刺活检提示“硬化性肾病”，于 2018 年 6 月行腹透置管术，2018 年 7 月行 CAPD 治疗（1.5%低钙腹透液×4 次/d），超滤量 300～400 ml/d，尿量 800 ml/d。2018 年 12 月患者自觉胸闷、气促，咳嗽、咳痰，咳少量白黏痰，每日超滤量较前明显减少，偶为负值。

辅助检查

门诊胸片提示：右侧胸腔及叶间积液。入院后行胸部 CT 提示：右侧胸腔大量积液伴右肺压缩不张，纵膈左移，左侧胸腔少量积液。胸腔积液生化检查示：葡萄糖 20.3 mmol/L。

发生的主要问题

胸腹瘘、焦虑。

治疗与护理

(1) 暂停腹透，留置胸腔引流管，每日引流量约 500 ml，予鼻导管吸氧 3 L/min。

（2）留置颈静脉导管行血液透析治疗。

（3）停腹透治疗后复查胸腔积液生化检查示：葡萄糖 5.9 mmol/L，予以保肾、利尿、营养支持等治疗。

护理要点

1. 严密观察患者的生命体征 · 注意有无气短、憋气加重等现象，同时观察每日的出入液量、血压、体重以及有无水肿表现。

2. 胸腔引流护理 · 协助医生放置胸腔引流管，进行引流放液以降低胸内压，每班记录引流液色、质、量，并遵医嘱送实验室检查，胸腔积液引流速度不宜过多（不超过 800 ml/d）。观察患者生命体征和胸闷气促有无改善，必要时遵医嘱给予低流量吸氧，缓解呼吸道症状。观察置管处有无渗血、渗液，保持伤口处清洁干燥，导管固定妥当，避免牵拉和扭曲，定期更换引流袋。

3. 血透导管的护理 · 血透导管保持局部清洁、干燥及有效固定，血透日进行消毒换药，患者切勿自行将包扎敷料撕开以免污染导管出口处或使导管滑脱，如有污染需立即更换敷料并注意固定导管。穿开衫不要穿套衫，以免在穿脱衣服时将导管拉出，注意不要将导管弯折。

4. 饮食护理 · 腹透患者出现胸腔漏出液，会引起负氮平衡，指导患者每日摄入优质蛋白质 1.2 g/(kg · d)，如淡水鱼、鸡肉、瘦猪肉、牛奶、鸡蛋等，限制钠盐及含磷含钾高的食物。多食粗纤维食物，保持大便通畅，防止便秘。限制水的摄入量，避免引起体重加重，血压升高，增加心脏负担并引发心力衰竭和肺水肿的风险。

5. 心理护理 · 护士主动与患者沟通，介绍胸腔闭式引流的目的、效果及配合事项，使患者有充分的心理准备积极配合治疗。告知患者 24 小时腹膜透析热线，如有不适及时咨询并就诊，让患者树立足够的信心，继续更好地进行今后的腹膜透析治疗。

临床转归

患者血液透析 1 个月后入院再行腹透治疗，透析液量逐渐增加，腹透方案 DAPD（1.5%低钙腹透液×4 次/d），超滤量 300～600 ml/d，未有胸闷气促、咳嗽、咳痰等症状，胸部 CT 未再示有胸腔积液。

护理经验与体会

本案例主要介绍了胸腹瘘的诊治经过。胸腹瘘是发生在腹膜透析过程中的一种急性的严重并发症，以女性多见，治疗不及时可危及生命。在患者腹透后出现突发超滤量明显减少，排除其他可能性的同时应考虑胸腹瘘的可能。胸腹瘘应及时发现，及时处理，协助医生并做好胸腔引流护理和透析方法调整，期间注意饮食和冲洗腹膜透析管已经血透了。

本病例患者行1个月的血液透析过渡治疗，胸腹瘘愈合。再次入院行腹膜透析治疗应循序渐进，从小剂量腹膜透析开始逐渐恢复常规剂量透析，并做好相应护理，同时做好患者的心理安抚，使患者积极配合。培训教育患者预防胸腹瘘的知识，学会观察病情变化，当出现胸闷、气促等症状时及时就诊。

专家点评 吉 俊

胸腹瘘是腹膜透析的并发症之一，发生率为1%～2%。对超滤量突然减少并伴有容量超负荷的腹膜透析患者，必须高度重视，努力寻找造成这一临床表现的原因。除常见的导管功能障碍、腹膜炎等病因外，渗漏是必须仔细鉴别的因素。胸腹瘘是由先天性膈肌缺损、胸腹压力梯度增大和淋巴引流障碍等原因造成的，如胸腔穿刺术提示胸腔积液中葡萄糖浓度显著升高(也称“高糖胸腔积液”)，基本可明确诊断，如同位素腹膜显像显示胸膜与腹膜相连通，则为诊断本病的金标准。本病例临床表现为超滤减少、呼吸困难伴右侧胸腔积液，查胸腔积液葡萄糖浓度较血糖数倍升高，经暂停腹透后，胸腔积液减少，葡萄糖浓度降至5.9 mmol/L。因此，本病例胸腹瘘临床表现典型，诊断明确，为及时而准确的治疗赢得了宝贵时间。

(项 波)

参考文献

[1] 刘国香，王颖. 3例腹膜透析患者并发胸腹瘘的护理[J]. 现代临床护理，2015，14(9)：9.
[2] 王莉，徐博. 血液透析患者颈内静脉置管的护理体会[J]. 中国医药导刊，2015，17(10)：1063-1065.
[3] 黄媛媛，栗萍. 心理干预对终末期肾病患者自动化腹膜透析过程的影响[J]. 心理月刊，2021，15(16)：103-105.
[4] 田秀娟，赵丽娟. 腹膜透析并发胸腹瘘的诊治进展[J]. 肾脏病与透析肾移植杂志，2017，26(1)：81-83.
[5] 毅彪. 持续非卧床性腹膜透析并发胸腹瘘临床研究[J]. 临床研究，2014，4(7)：170-172.

病例 14 腹膜透析并发胸腹瘘的诊断与护理

病史概述

患者女性，50岁，身高152 cm，体重43 kg，于2011年3月18日因反复尿检异常10余年，血肌酐持续升高1年，诊断为慢性肾功能不全(CKD5期)，在局麻下行腹透导管置入术，术后常规650 ml/d冲洗腹透导管，进出水通畅，1周后遵医嘱予1.5%腹透液2 L×4

次/d,腹透方式为持续性非卧床腹膜透析(continuous ambulatory peritoneal dialysis, CAPD)治疗,无不适主述,伤口Ⅰ期愈合,10 天后拆线出院。居家腹透 3 个月后患者出现胸闷不适、气促明显,偶有咳嗽,伴双下肢水肿,血压较前升高,腹透超滤不佳 1 周收治入院。

体格检查

体温 36.7℃,脉搏 78 次/分,呼吸 23 次/分,血压 180/100 mmHg,体重 45 kg,睑结膜略苍白,右侧肺部叩诊至第四肋由清音转为浊音。

辅助检查

血常规示:血红蛋白 108 g/L,白细胞 4.99×10^9/L;尿素氮 21 mmol/L;血肌酐 1021.2 μmol/L;尿酸 474.7 μmol/L;白蛋白 30.5 g/L;甲状旁腺激素 224.0 pg/ml。

X 线胸片提示:右侧胸腔大量积液(图 14-1),部分包裹;心电图示:左心室肥厚,T 波高尖;尿量 200 ml/d。

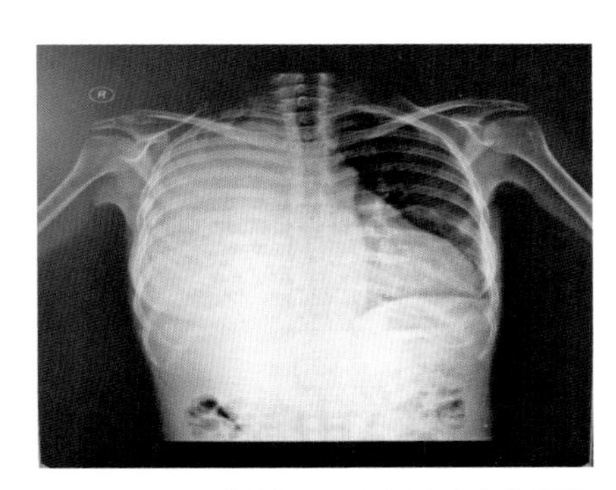

图 14-1 X 线片提示:右侧胸腔大量积液

发生的主要问题

单侧胸腔积液。

治疗与护理

入院后立即给予该患者低流量持续吸氧,配合医师行胸腔穿刺引流术,取坐位,二维超声扫描确认胸腔穿刺定位于右侧胸腔腋后线第 9 肋间,2%盐酸利多卡因 2 ml 局部麻醉,穿刺针在二维超声扫描实时监控下直入胸腔,调整固定针尖至安全处,连接注射器抽吸出 1000 ml 淡黄色液体,并送生化检查,但未做葡萄糖尿素氮肌酐比对。迅速解除了胸部压迫,改善了胸闷等症状。之后透析处方改为 2.5%腹透液 2 L×4 次/d,日间非持续性不卧床腹膜透析(daytime ambulatory peritoneal dialysis, DAPD)治疗方式;予 0.9%氯化钠 50 ml+托拉塞米注射液 20 mg 静脉注射;0.9%氯化钠 50 ml+硝酸甘油 10 mg 微泵缓慢微量泵静脉注射,利尿、强心扩冠等对症处理;左旋氨氯地平片、可乐定片联合降压治疗,密切监测血压变化;纠正电解质紊乱;加强蛋白摄入营养等对症治疗。第一次胸腔积液引流后 10 天,患者再次出现胸闷不适伴咳嗽,腹泻便秘交替出现,腹透液出水不畅,右侧肺部叩诊至第五肋由清音转为浊音;X 线胸片提示:右侧胸腔仍有大量积液;腹部平片示：腹透导管头位于中腹部，右肾投影区内侧，考虑漂管，暂停腹透治疗。并考虑引起反复胸腔大量积液是否有胸腹瘘存在，通过胸腔积液生化检测，及葡萄糖尿素氮肌酐比对提示葡萄糖明显升高，胸腔积液与血清葡萄糖含量的比值大于1；选择使用腹透液中加入亚甲蓝、核素显像法、造影剂行CT扫描等方法确诊。对该患者进行了将非离子型显影剂碘异肽醇（碘必乐）加入腹透液2L中稀释，经腹透导管注入腹腔1小时后行胸部和上腹部CT扫描，从影像上观察胸腔积液有所增强，明确诊断为胸腹瘘，并初步确定瘘口位置。腹腔注射榄香烯20 ml+利多卡因5 ml粘合缺损的胸腹瘘口。暂停腹透改为维持性血液透析。血透1个月余后恢复腹透，给予低容量腹透治疗，NIPD治疗，每次灌入量为800～1 000 ml，10天后过渡至CAPD治疗，每次灌入量为2 000 ml。腹透过程顺利，未再出现胸腔积液症状，腹透超滤量正常，出院后继续随访。

临床转归

该患者得到确诊后因为早期瘘口较小，通过早期暂停腹透治疗，传统的胸腹瘘口粘合，低容量递增式腹透方案过渡，至今未再出现胸腹瘘复发，腹透过程顺利，超滤可，提高了患者的生存质量。

护理经验与体会

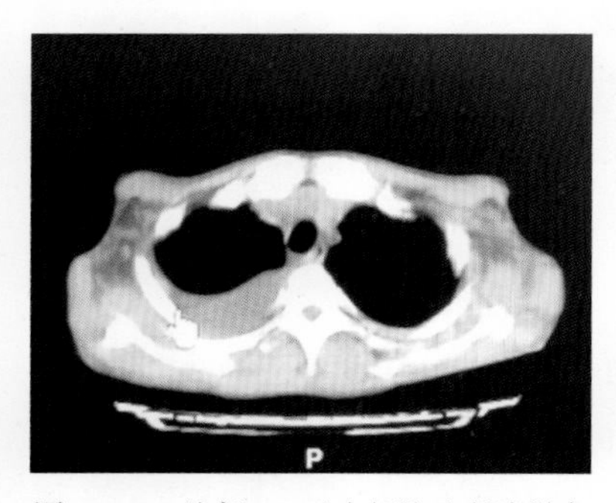

图14-2　胸部CT示右侧胸腔积液增多

1. 胸闷的护理・由于胸腹瘘影响患者的心肺功能，应嘱保持半卧位或坐位，低流量持续吸氧，缓解呼吸道症状；严重者可行胸腔穿刺引流，以迅速解除胸部压迫，改善胸腹瘘引起的胸闷等症状。指导患者避免剧烈活动或突然改变体位；密切观察患者呼吸、胸闷、气促等症状有无改善，观察并记录胸腔闭塞引流液颜色、性质、引流量。

2. 膈肌缺损的护理・胸腔穿刺完全引出透析液后，根据胸部CT初步定位（图14-2），在膈肌薄弱缺损处胸腔注射榄香烯20 ml+利多卡因5 ml粘合瘘口。暂行血液透析，1个月后接受低容量非持续性腹透。嘱患者腹透治疗留腹时，取坐位或半卧位；预防发生呼吸道感染，避免感冒咳嗽等减轻腹内压；指导患者保持大便通畅。低容量递增式腹透方案可以帮助膈肌缺损的恢复，开始进液量为500 ml/次，1小时/次，进行8个周期非持续性腹透治疗DAPD；观察有无胸闷不适等症状，腹透液出入是否通畅。如无不适第2日可增加进液量为750 ml/次，1小时/次，第3日可进1 000 ml/次，2小时/次，逐渐递增剂量。10日后过渡到容量2 L/次，4小时/次，4袋/d的CAPD治疗。治疗过程中密切观察并记录患者24小时超滤量、出入液的速度,如有不适及时通知医师,协助调整透析方案。

3. 体液过多的护理・患者因胸腹瘘引起腹透超滤不佳1周,24小时尿量减少,由透析初800 ml/d左右减少至约200 ml/d,导致双下肢水肿。严格控制患者饮水量,予药物利尿0.9%氯化钠50 ml+托拉塞米注射液20 mg微量泵静脉注射/d,准确记录出入水量,每日监测体重、血压并记录完善,保持体内容量平衡。

4. 饮食护理・腹透过程中长期蛋白质丢失,蛋白质摄入不足都可造成低蛋白血症,又极易造成患者膈肌薄弱处破裂,导致胸腹瘘的发生。因此,指导患者应摄入优质蛋白质食物,如动物蛋白:鸡蛋、牛奶等;根据美国K/DOQI指南推荐标准,建议患者热量摄入为146.44 kg/(kg・d),蛋白质摄入为1.0~1.2 g/(kg・d),限制含磷高的饮食;摄入含丰富纤维素的食物,避免便秘;控制食盐摄入量在3~6 g/d,注意水电解质的调节,限制水钠摄入,避免水钠潴留,导致血压升高、加重心力衰竭及肺水肿。

5. 心理护理・腹透并发胸腹瘘时,病情危重,进行性胸闷气急明显,患者出现濒临死亡的感觉,产生焦虑、紧张、恐惧等心理。应耐心安慰,并解释疾病的发展和转归,让患者及家属了解该疾病的可治疗性。介绍胸腔引流的目的,以解除其顾虑。使患者感受到医护人员的关心,鼓励患者积极面对病情。

6. 随访指导・利用手机微信等多媒体平台,24小时不间断做好患者随访健康指导:①注意休息,避免高强度的运动;②严格消毒,无菌操作,勤洗手;③每日监测血压、体重、尿量、腹透超滤量,并记录在腹透日记本上,若出现不明原因的超滤量减少、胸闷、气促等症状时立即就医;④做好隧道口换药消毒2~3次/周;⑤按时服药,每月定期门诊随访。

专家点评

刘楠梅

腹透是终末期肾病患者的肾脏替代治疗方式之一。少数患者会在腹透治疗过程中发生胸腹瘘这种严重的并发症,可致大量胸腔积液,影响呼吸循环功能,甚至危及生命。如果未得到有效治疗,常导致腹透终止。文献报道其成人发生率约为2%,儿童约为0.66%,且好发于女性,88%出现在右侧胸腔。由于胸腹瘘发生率低,早期临床表现不典型,往往容易被误诊为超滤障碍、充血性心力衰竭,而延误早期诊断。胸腹瘘形成的具体机制尚不明确,主要认为和以下几点有关:①膈肌部分缺陷:该患者病理基础是存在先天或后天性横膈肌膜部分缺陷,存在薄弱部位或缺损裂孔,而这种缺陷在膈肌上有1~7个位点,多存在于右侧,因左侧膈肌由心包覆盖,故胸腔积液多发生于右侧;②胸腹膜压力差:由于腹透液灌入腹腔后,使腹腔压力达120~150 cmH_2O,并长期增高,维持性腹透数月或数年后,导致薄弱区破裂加重,患者并存低蛋白血症,营养状态较差,免疫力低下,腹透液在腹腔正压的推动下经破口进入胸腔,引起胸腔积液负压消失,导致一系列血液动力学不稳定,呼吸衰竭症状的发生。文献报道腹膜炎、心力衰竭、低蛋白血症、容量负荷均可加重膈肌缺陷,促使胸腹瘘的发生。③淋巴回流:淋巴系统主要通过动脉和肌肉的收缩、呼吸作用在胸导管内造成负压,促使淋巴液向上回流入血液中。当机体出现炎症、寄生虫、肿瘤、胸导管外伤或手术损伤时,导致淋巴管阻塞或破裂引起淋巴液反流,积聚大量积液产生乳糜胸,压迫心脏和肺致呼吸循环功能不全。

临床上应严格掌握腹透治疗的适应证和禁忌证,术前详细询问病史;控制新开始腹透治疗患者的腹透液灌入量,考虑患者的耐受情况,腹透液尽量缓慢灌入;指导患者保持大便通畅,防止便秘;预防感冒咳嗽,降低患者的腹内压;准确记录患者 24 小时出入量及腹透超滤量,根据患者的尿量及超滤量情况,及时调整透析处方,以减轻患者心脏负荷。

胸腹瘘是腹透患者少见却严重的并发症,可能严重威胁患者的生命安全。及早发现胸腹瘘,查明原因,采取胸腔穿刺引流,修补粘合瘘口,并采用低容量递增式腹透方案、半卧位、非持续性腹透方法降低腹内压,提高了治疗效果,减少腹透掉队率,提高患者的生存质量。

(沈 霞 李红仙)

参考文献

[1] Momenin N. Colletti P M, Kapteinem. Low pleural fluid-to-serum glucose gradient indicates pleuroperitoneal communication in peritoneal dialysis patients: presentation of two cases and a review of the literature [J]. Nephrol Dial Transplant, 2012,27(3): 1212 - 1219.

[2] 唐荣,杨敬华,周巧玲,等.腹膜透析并发胸腹瘘 4 例临床分析[J].中国现代医学杂志,2015,1(1): 66 - 69.

[3] 刘国香,王颖.3 例腹膜透析患者并发胸腹瘘的护理[J].现代临床护理,2015,14(09): 65 - 67.

[4] 黄伟明,许玉峰,杨志凯,等.腹膜透析并发胸腹瘘的诊断和胸腔镜治疗[J].中华医学杂志,2018,98(3): 213 - 216.

[5] 刘小菁,岳凌菊,刘永泉,等.腹膜透析并发胸腹瘘 5 例病例分析[J].中国病案,2017,2: 106 - 109.

[6] 田秀娟,赵丽娟,何丽洁.腹膜透析并发胸腹瘘的诊治进展[J].肾脏病与透析肾移植杂志,2017,26(1): 81 - 84.

[7] 轩慧杰,苏明,梁小华,等.持续性非卧床腹膜透析渗漏并发症的临床分析[J].包头医学院学报,2016,5: 27 - 29.

[8] Nishina M, Iwazaki M, Koizumi M, et al. Case of peritoneal dialysis-related acute hydrothorax, which was successfully treated by thoracoscopic surgery, using collagen fleece [J]. Tokai J Exp Clin med, 2011,36(4): 91 - 94.

第 2 节・疝

病例 15 腹膜透析并发脐疝的护理

病史概述

患者女性，75 岁，发现多囊肾 30 年余，腹透 2 年余，腹透治疗方案：1.5%低钙腹膜透析液 2 000 ml×3 袋，每袋留腹 5 小时，末袋保留过夜，24 小时尿量 900 ml 左右，每日超滤量 700 ml 左右，此次腹膜评估收治入院。入院时血压 154/95 mmHg，伴双下肢轻度水肿。护士在患者坐位行导管护理时发现脐部约 2cm 凸起，卧位及放空透析液时未见。追问病史，患者主诉 3～4 个月前发现脐部突起，无不适，未引起重视。告知医师，完善腹部 CT 检查后诊断“脐疝”。

发生的主要问题

脐疝。

治疗与护理

暂停腹透治疗，次日局麻下行“右侧腹股沟临时血透导管置管术”，行血液透析过渡治疗后全麻下行脐疝修复术，术后第 1 天患者体温 38.0 ℃，查血常规＋CRP 示：白细胞计数 12.28×10^9/L，中性粒细胞百分数 84.80%，红细胞计数 3.74×10^9/L，血红蛋白 117 g/L，血小板计数 120×10^9/L，CRP：1.51 mg/L。予以抗感染、降压、降糖及营养支持治疗，1.5%低钙腹透液 800 ml×2 次冲洗腹腔，每周 3 次血透。术后 1 周无发热、腹痛、腹泻等不适，切口处干燥无渗液，双下肢无水肿。血常规示：白细胞计数 7.26×10^9/L，中性粒细胞百分数 79.10%，红细胞计数 3.1×10^9/L，血红蛋白 95 g/L，血小板计数 150×10^9/L。拔除股静脉导管，停止血透，避免感染风险。采用 APD 透析方式，予 1.5%低钙腹透液

800 ml，每 4 小时 1 次×5 次。术后 2 周予以 1.5%低钙腹透液 1 000 ml 每 4 小时 1 次×4 次手工操作。出院后逐步回归正常腹透治疗方案。

临床转归

出院后每周电话随访 1 次，询问患者腹透情况，无不适则逐步增加透析液灌入量（每次 200 ml）直至恢复术前透析方案。患者后期未出现腹壁疝复发、切口疝等相关并发症。

护理经验与体会

此案例为老年女性患者，存在营养不良的状况且原发病为多囊肾，均是腹壁疝发生的高危因素。营养不良是腹透合并脐疝的一个独立风险因素且是可干预因素，所以要加强患者的营养管理。此外，患者脐疝发生 3 个月余而未重视，说明患者及家属对脐疝知识缺乏，因此，护理人员应重视腹透患者尤其是高危患者相关知识及预防措施的宣教。进一步思考在后续腹透管理中，护士应根据个体情况对相关并发症高危因素的患者给予针对性的宣教早期预防，早期干预，降低相关并发症的发生。以下是我们护理过程及体会：

1. 入院第 1 天・暂停透析，拟行临时股静脉置管术。

• 护理

（1）告知患者及家属腹壁疝临床表现、发生机制、高危人群、治疗方法等相关知识，减轻患者焦虑。

（2）术前护理：备皮，准备术中用物，完善术前检查，宣教血透相关知识、注意事项并予以心理护理，缓解患者焦虑情绪，使其积极配合治疗。

（3）减轻水肿：限制钠盐和水分摄入，水肿明显期间当日摄水量应<前一日出量+不显性失水量（500 ml），减轻患者容量过多状态。

（4）减少水肿对机体的影响：保护水肿皮肤免受损伤，注意皮肤清洁，防止感染；使用质地柔软能吸汗的衣物被褥，下肢水肿需穿宽松的袜子，如果袜口有橡皮筋需要去除；勿将脚抬过高以防漂管。

（5）减轻腹部压力：积极防治便秘，嘱患者多食高纤维、易消化食物新鲜蔬果，保持大便通畅，酌情给予缓泻剂；咳嗽时用手压腹部两侧轻轻咳，减轻腹部增压。

（6）监测患者容量状况：准确记录 24 小时出入量（尿量、超滤量、补液量、食物中含水量等）；监测体重、生命体征、血糖及血压等；定期检查患者水肿消长情况。

2. 入院第 2 天・股静脉置管行血透治疗，拟明日于全麻下行脐疝修补术。

• 护理

（1）血透管置管配合：注意无菌原则，观察患者的生命体征、神志、面色等。

（2）导管护理：告知患者及家属做好个人卫生，尤其是会阴部护理，保持置管处清洁干燥，避免潮湿污染；观察置管处有无红、肿、热、痛；置管侧下肢不得过度弯曲，卧位取平卧位或导管对侧卧位减少置管处受压，减少导管堵塞发生率；妥善固定导管，避免牵拉脱落并做好观察记录。

（3）血透护理：操作过程中注意无菌原则，保证室内清洁；准确设置治疗参数，两人核对方可执行；一旦报警及时处理；由于操作时间较长，需妥善固定导管，防止导管扭曲打折导致引流不畅引发报警；透析过程中认真听取患者有无不适主诉。

（4）术前护理：落实术前准备，嘱患者术前 8 小时禁食，4 小时禁水，做好肠道清洁及个人卫生。

（5）心理护理：加强与患者及家属沟通，改善患者的消极态度，以健康、积极的心态配合治疗，避免不良心理状况。

3. 入院第 3 天（术日）· 患者手术顺利，术后予以预防感染、纠正贫血等对症支持治疗。

（1）嘱患者术前排空大小便，并遵医嘱术前预防性使用抗生素。

（2）术后护理：术后腹带加压包扎，既要保证起到束紧加压效果，促进疝修补补片与腹壁组织的粘合，起到控制腹压增高的作用，又要避免过紧对腹部皮肤造成损伤及影响患者正常呼吸；鼓励患者尽早下床活动，促进肠蠕动快速恢复；根据肠道功能恢复情况制定饮食计划，术后 6 小时即给予流质饮食，增加优质动物蛋白质和富含维生素 B、C 的食物；严格无菌操作，观察切口愈合情况与可能出现的并发症，积极预防切口出血、皮下积液、切口感染等常见并发症。

（3）避免腹内压增高因素：如咳嗽、便秘、体位突然改变等，起床时动作轻、慢，避免突然改变体位造成腹内压剧增。

（4）监测患者容量状况：避免循环负荷过重引起心衰。

4. 术后第 1 天 · 体温 38℃，白细胞增高，予以抗感染、降压、降糖及营养支持治疗。

● 护理

（1）保持室内通风，每日紫外线消毒 2 次；给予清淡易消化饮食，做好口腔卫生；遵医嘱用药，必要时冰袋物理降温；出汗较多适当补充水分，出汗后注意保暖和清洁，及时更换衣服。

（2）定期观察伤口情况是否清洁干燥，有污染及时换药。

（3）冲洗腹透导管时观察腹透液进出速度以及色、质、量并询问患者有无不适主诉。

5. 术后 1 周 · 拔除股静脉导管，停血透治疗，予 1.5%腹膜透析液 800 ml 每 4 小时 1 次×5 次，以 APD 形式进行腹透治疗。

● 护理

（1）保证切口处敷料清洁干燥，注意周围皮肤有无红肿，密切观察患者有无体温异常、腹痛，超滤液的色、质、量。

(2) 避免腹内压增高因素的宣教，加强患者饮食宣教，保证充足的优质蛋白及热量摄入，保持大便通畅。

(3) 拔除血透导管的护理：拔管后用无菌纱布对穿刺点进行压迫止血15～20分钟，以不出血为宜，然后再用无菌敷料将穿刺点覆盖，告知家属保持敷料清洁干燥，如有污染应及时更换直至伤口愈合。

6. 术后2周・腹透超滤量每天400～500 ml，尿量每天800～1 000 ml，腹透处方给予1.5%低钙腹膜透析液1 000 ml，每4小时1次×4次，出院。

- 出院指导

(1) 指导患者及家属观察脐疝手术伤口处有无渗血、渗液，局部有无膨隆等。

(2) 指导患者避免增加腹压的动作，如咳嗽、负重、憋气、用力大便等，咳嗽时用手按住伤口；透析液留腹时避免剧烈大幅度活动，多卧床休息。

(3) 每日定时测量体重，监测血压，观察皮肤是否有水肿并记录24小时出入液量，量出为入，保持出入液量平衡。

(4) 根据患者饮食习惯制定个性化饮食方案，保证充足营养摄入。

(5) 指导患者按时服药，不能自行减量与骤停。

(6) 做好腹透居家护理。

(7) 门诊定期随访，如有不适，及时就诊。

专家点评

胡　春

腹壁疝是腹透患者常见并发症之一，文献报道其发生率为7%～27.5%，常见于经产妇、老年人、体型瘦小、营养状况差、多次腹部手术患者，以腹股沟疝及脐疝为多见。另有研究显示，多囊肾腹透患者腹壁疝风险显著增加，可能与体积巨大的肾脏使腹内压显著增加有关，而腹透液的灌注导致腹内压进一步增加，患者腹肌萎缩使腹壁相对薄弱等因素导致腹壁疝的发生。

腹透患者并发脐疝主要表现为局部膨隆，当灌入液体时膨隆更明显，放出液体后一般可回纳，在体检时可触及疝环。脐疝一旦出现，若不及时治疗，疝内容物嵌顿及疝环瘢痕化会逐渐发展为难复性疝，甚至发生嵌顿或绞窄，因此必须积极治疗。疝修补术为安全有效的治疗方法，过渡期可选择的方案有临时置管行血液透析、小剂量腹膜透析、自动化腹膜透析等，临床应根据患者病情及意愿选择治疗方案。脐疝修补术后，为避免腹壁疝复发，应采用小剂量、多次、卧床、非持续性的腹透方案降低腹内压提高治疗效果，改善患者预后；医护人员需重视患者营养不良的管理、加强宣教避免腹内压增高的因素，如便秘、体位的突然改变等；此外，患者及家属是病情的第一观察者，需加强对患者及家属相关并发症知识宣教，早发现，早治疗，共同参与疾病护理，避免严重后果发生。

（储明子）

参考文献

[1] Yang S F, Liu C J, Yang W C, et al. The risk factors and the impact of hernia development on technique survival in peritoneal dialysis patients: a population — based cohort study. Perit Dial Int, 2015, 35(3): 351 - 359.
[2] Sastre A, Gonzalez-Arregoces J, Romainoik I et al. Risk factors associated with hernias on peritoneal dialysis [J]. Nefrologia, 2016, 36(5): 567 - 568.
[3] Del Peso G, Bajo M A, Costero O, et al. Risk factors for abdominal wall complications in peritoneal dialysis patients [J]. Perit Dial Int, 2003, 23: 249 - 254.
[4] Ramkumar J, Lu D, Scott T. Laparoscopic mesh repair of bilateral obturator hernias post-peritoneal dialysis [J]. Perit Dial Int, 2019, 39(1): 95 - 97.

病例 16 腹膜透析并发双侧腹股沟疝的治疗与护理

病史概述

患者女性，64岁，2011年1月行肾活检，诊断“肾小球球性硬化，肾小血管病变”。肾功能不全逐渐进展至慢性肾脏病5期，于2019年3月开始行CAPD 1.5%腹透液2 L×4次，每日超滤量200～300 ml，尿量300～400 ml，血压维持在110/70 mmHg，体重45 kg。2019年8月发现腹股沟肿块，长久站立肿块易突出，平卧、手推肿块，能自行回纳。当时患者腹透方案为初始方案，胃纳可，无水肿，不伴便秘，无尿频、尿急、尿痛，无慢性咳嗽、咳痰，无肿块嵌顿史，无长期重体力劳动史。

辅助检查

2019年9月10日生化检验报告：尿素11.6 mmol/L(↑)，肌酐1 078.10 μmol/L(↑)，三酰甘油（甘油三酯）2.79 mmol/L(↑)，总胆固醇4.56 mmol/L，高密度脂蛋白0.71 mmol/L(↓)，低密度脂蛋白2.31 mmol/L。血常规、电解质、肝功能、血糖、凝血试验：正常。乙肝两对半：HBsAg(+)，HBsAb(+)，HBeAg(−)，HBeAb(+)，HBcAb(+)。HIV(−)、HCV(−)、TPAB(−)。

2019年9月5日影像学检查报告：

彩超：胆囊结石，胆囊炎，双肾损害图像，双肾囊性病灶，双侧腹股沟囊性结构。

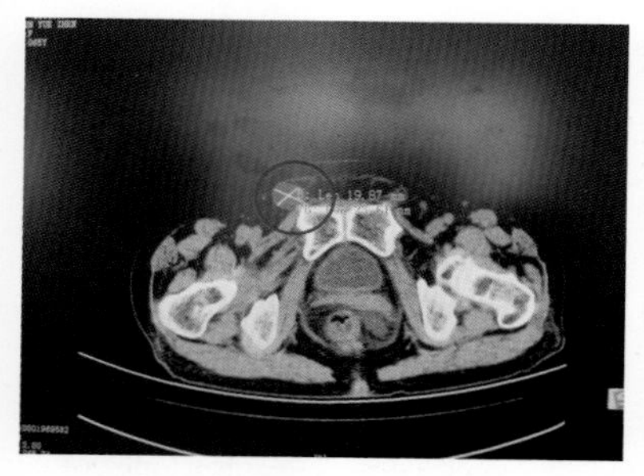
图 16－1　腹部 CT 平扫

心电图：心室预激（B 型）。

腹部 CT 平扫：右侧腹股沟区液性密度影，右下腹皮下渗出性改变。腹腔、盆腔积液，引流中（图 16－1）。

胸部 CT 平扫：两肺下叶基底段纤维增殖灶，右侧第 3～6 前肋、左侧第 4、5 前肋骨皮质欠光整，主动脉壁钙化，胆囊结石，腹腔积液。

发生的主要问题

双侧腹股沟疝。

治疗与护理

患者于 2019 年 9 月 10 日收入外科病房，术前准备完善，次日腰麻下行“右腹股沟斜疝腹膜前无张力修补术”，右腹股沟斜疝内环口直径 2 cm，予平片行李金斯坦修补，手术顺利。术后予止血、补液治疗，患者一般情况可，予以暂停腹透。9 月 14 日，患者出现明显双下肢水肿，活动后有胸闷气促现象，体重 48 kg，血压 140/80 mmHg。

遵医嘱予饮食指导，自动化腹膜透析（automated peritoneal dialysis，APD）治疗，1.5％腹透液 850 ml×4 次，每次留腹 2.5 小时，9 月 18 日患者症状明显改善，尿量 300～500 ml/天，超滤量 200～400 ml/天，体重 46 kg，血压 120/75 mmHg 左右，双下肢水肿明显消退，APD 治疗方案改为 1.5％腹透液 1 000 ml×4 次，每次留腹 3 小时。2019 年 09 月 22 日患者全身水肿消退，胸闷气促好转，予以出院。

临床转归

患者预后良好，生命体征平稳，无水肿，食欲良好，活动不受限，术后 2 周予 CAPD（1.5％腹透液 1.2 L×4 次），4 周后改为 CAPD（1.5％腹透液 2 L×4 次），现平均每日超滤量 200～300 ml，尿量 300～400 ml，体重维持在 45 kg 左右，血压 120/70 mmHg 左右。

护理经验与体会

1. 避免腹内压增高 · 腹内压与流入腹膜腔的透析液量成正比，随灌注量的增加而增加。另一方面，腹内压与体位相关，坐位、立位、卧位依次降低。术后嘱患者适当双腿屈曲平卧休息，起床时动作轻、慢，避免突然改变体位造成腹内压剧增。避免剧烈咳嗽、屏气排便等动作。

2. 病情观察 · 术后应密切观察并记录患者的生命体征等变化，伤口有无渗血、渗液等情况发生。术后如暂停腹透，需密切观察患者容量情况：有无胸闷气促、双下肢水肿现象，24小时尿量、24小时超滤量、每日晨空腹体重、血压变化情况。必要时可进行人体成分分析监测或影像学检查如胸部X线、心彩超等；同时应注意是否出现尿毒症毒素蓄积的表现。

3. 监测血压及电解质变化・慢性肾脏病5期患者由于肾功能下降，水钠潴留、肾素分泌增多，会引起高血压、心力衰竭、电解质紊乱等并发症。故住院期间全程监测血压变化，同时监测肝、肾功能和电解质变化。

4. 术后记录24小时出入量，严格控制总入量≤500 ml/天，避免循环负荷过重引起心衰。可在术后使用APD给予小剂量多循环的治疗方式。如若患者出现不同程度的心慌、心悸、胸闷、气急、不能平卧、咳粉红色泡沫样痰、双肺底部湿啰音等考虑患者发生心力衰竭，立即加强透析超滤，减轻容量负荷。

5. 营养支持・慢性肾脏病5期患者由于各种营养摄入不足，蛋白质丢失或分解过多，容易产生营养不良的状况，而不利于术后康复。术后应根据肠道功能恢复情况制定饮食计划。术后6小时即给予半流质饮食，增加优质动物蛋白质摄入；限制植物蛋白和碳水化合物的摄入。

6. 腹透护理・根据患者的残余肾功能以及病情选择1.5%腹透液或者2.5%腹透液。患者行腹透至手术当日，术前排空留腹的腹透液。护理过程中保证腹透导管出口处敷料清洁干燥，注意透析导管周围皮肤有无红肿，密切观察患者体温是否正常、有无腹痛，超滤液的颜色、性状。术后开始恢复小剂量、多次、卧床非持续腹透治疗，可选择APD治疗，直至出院后居家继续小剂量多次腹膜透析治疗。在此期间由腹透护士电话、微信指导患者腹透治疗；1个月后回医院经医师评估后恢复到原来的腹透方案，如有特殊情况随时联系相关医师，调整腹透方案。

7. 避免相关危险因素・腹股沟斜疝是腹透患者的常见并发症之一，据国外资料显示，其发生率为9%～32%，主要原因包括腹透液灌入后导致腹腔内压力持续升高；腹壁强度减弱，如老年、肥胖、肌肉萎缩、术后伤口愈合不良；其他相关因素包括多囊肾、体型矮小、慢性咳嗽、经产妇等。腹透患者行疝修补术后必须暂停原腹透方案，以避免术后短期内大量腹透液留腹引起腹股沟疝复发及腹透液渗漏等情况，既往研究均建议术后4周再恢复为原透析方案。而这4周内包括血透替代治疗过渡、持续小剂量腹透治疗、间歇性腹透治疗、APD机治疗等方式。

8. 术后过渡期透析・采用APD作为腹透患者腹壁疝修补术后过渡期的透析方式，能够在保证透析充分性的同时，有效避免临时中心静脉插管行血液透析发生菌血症和血栓的风险，同时减少腹壁疝复发、切口相关并发症、渗漏、腹透导管功能障碍、腹透相关性腹膜炎等并发症的发生，具有良好的应用前景。然而，目前尚缺乏腹透患者腹壁疝修补术后过渡期透析方案统一的诊疗规范，患者的治疗方案可以根据患者的实际情况进行制订。

专家点评 王 蕾

腹透对于终末期肾病是一项很有效的肾脏替代治疗方式，但治疗过程中随着腹腔内压的升高，可能引起一些机械性并发症的出现，据报道有10%～30%腹透患者可能发生腹壁疝，常规处理措施是停止腹透，行疝修补术，恢复期间行血液透析，一般需要2～4周过渡期，待切口愈合后再转为腹透治疗。对患者而言，一方面将增加治疗费用，另一方面可能增加发生血液透析各种并发症的风险，甚至造成残肾功能过早丢失。本例个案采用APD作为腹透患者腹壁疝修补术后过渡期的透析方式，是很好的探索，具有可推广的应用前景，建议总结经验，制定细则，形成诊疗规范。

（俞 洁）

参考文献

[1] 李乐之，路潜. 外科护理学[M]. 北京：人民卫生出版社，2015：373-374.
[2] 张成，王志，牛伟亚，等. 腹膜透析患者腹股沟疝修补术的围手术期处理[J]. 中华疝和腹壁外科杂志（电子版），2013，7(1)：16-18.
[3] 卞正乾，钟鸣，林爱武，等. 腹膜透析患者合并腹壁疝的临床诊治体会[J]. 外科理论与实践，2009，14(4)：415-419.
[4] 金海姣，方炜，卞正乾，等. 自动化腹膜透析在腹膜透析患者腹壁疝修补术后过渡期透析中的应用[J]. 中国血液净化，2015，14(09)：521-524.
[5] Crabtree J H. Hernia repair without delay in initiating or continuing peritoneal dialysis [J]. Perit Dial Int，2006，26(2)：178-182.

病例17 腹膜透析管漂管伴腹股沟疝的护理

病史概述

患者男性，77岁。“蛋白尿、血肌酐升高10年，腹透4年”。患者2018年3月12日出现腹透超滤量为负，入院前腹透方案为DAPD(1.5%腹透液1.5 L×4)，入院后完善检查，腹部平片示腹透导管在位，方案调整为DAPD(1.5%腹透液1.5 L×2+2.5%腹透液1.5 L×2)，引流通畅，超滤量350～400 ml/日，后好转出院，出院后继续该处方。

2018年8月9日门诊随访，自诉引流缓慢，腹部平片示漂管(图17-1)，保守治疗无效于2018年8月15日再次收治入院。入院后于8月17日行腹腔镜下腹透导管复位，次日开始小剂量治疗，腹透方案为：DAPD(1.5%腹透液1L×2+2.5%腹透液1L×2)。8月20日诉双侧阴囊肿大，会阴部彩超示双侧少量睾丸鞘膜积液；双侧阴囊壁水肿增厚；左侧睾丸囊肿。提示腹股沟疝。

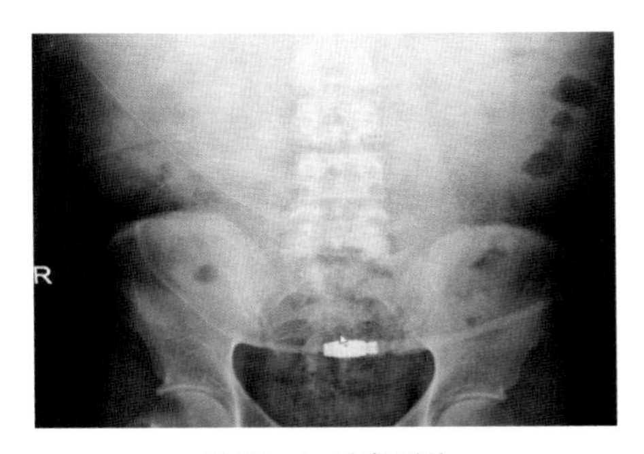

图17-1 腹部平片

发生的主要问题

腹透导管移位，腹股沟疝。

治疗与护理

(1) 2018年8月17日：腹腔镜下腹部探查，腹透导管复位。

(2) 2018年8月18日：腹部平片示腹透导管位置良好。

(3) 2018年8月18日：腹透方案1.5%腹透液1L×2袋+2.5%腹透液1L×2袋，夜间不留腹。

(4) 2018年8月21日：暂停腹透，颈静脉长期置管行血透治疗。

(5) 2018年8月23日：行腹股沟疝补片修补术。

护理要点

1. 腹透导管复位术后护理·①注意切口处的清洁干燥，每天换药一次，必要时可以术后封管至拆线。②术后初期，嘱患者注意卧床休息，避免过度活动。若伤口无渗血，鼓励患者早期下床活动，以防导管再次移位。③保持引流管通畅，勿使蛋白质块或血凝块阻塞引流管，如有导管堵塞可用10 ml生理盐水快速推注。观察腹膜透析液超滤情况，及时调整透析液浓度。④做好健康教育，指导患者正确活动，避免增加腹腔的压力，如咳嗽、提重物、情绪激动，对有可能发生的并发症要有预见性。⑤做好透析导管的护理，防止牵拉或扭曲。⑥避免过于剧烈的运动，夜间休息时，尽量平卧位，减小翻身幅度，减少翻身次数。

2. 血透导管的护理·血透导管保持局部清洁、干燥及有效固定，血透日进行消毒换药，如有污染需立即更换敷料。尽量穿开衫不要穿套衫，以免在穿脱衣服时将导管拉出，注意不要将导管弯折超过90°。

3. 腹股沟疝补片修补术的护理·①术后伤口加压6小时。如伤口渗血较多，及时更换敷料、压迫止血，必要时使用止血药物，保持透析导管出口处皮肤干燥清洁，并密切观察出口处有无痛、痒、红肿现象。②保持大便通畅，多吃高纤维、富含蛋白质和维生素的食物，出现便秘时给予开塞露或其他缓泻方式，避免剧烈咳嗽，避免一切增加腹内压的因素，以减轻阴囊水肿。

4. 阴囊水肿护理・指导患者应减少其活动，给予舒适的卧位，以减轻阴囊水肿所导致的不适。用毛巾折叠起来垫于阴囊下部，折叠毛巾的大小以阴囊水肿大小为准，高度以患者感觉舒适、平大腿内侧、无下坠感为宜，大小以阴囊水肿大小为准。翻身侧卧时，两腿间放置软枕。使其间留有空隙。防止皮肤因受压而破损。如出现局部的红、肿、痛炎性反应，可加用芒硝外敷、加速水肿消退。

5. 心理护理・由于患者出现腹透导管漂移、腹股沟疝的问题，易出现紧张、焦虑、恐惧等心理问题，医护人员应主动与患者进行沟通，使患者感到被重视与被关心，建立良好的护患关系。加强对该病及治疗措施的宣教，消除患者的恐惧、焦虑心理，同时对家属做好解释工作，取得理解和支持，以便更好地配合医护人员进行相关治疗。

临床转归

修补术后1个月，患者暂停血透，改为腹透治疗，逐渐增加腹透液量，现腹透方案DAPD(1.5%腹透液 1.5 L×2 袋+2.5%腹透液 1.5 L×2 袋)，超滤量 400～500 ml/d，尿量约 100 ml/d。

护理经验与体会

腹透导管漂移简称“漂管”，是指透析管的腹腔段向上漂移出真骨盆，表现为放出腹透液时流出缓慢，而灌入液体时无障碍，变换体位后液体仍会持续流出，腹部平片下可见到导管位置不当或移位。腹透导管移位是膜透早期的常见并发症，主要与腹膜炎、腹泻、夜间卧床习惯、剧烈运动等有关。腹透导管移位主要在于预防，护理人员应重点加强患者腹透的教育和监督。一旦发生腹透导管移位，首选保守治疗，即通过运动或手法复位方法，效果好又经济无创伤。如效果不佳，必要时也可行腹膜透析管复位术，首选腹腔镜下复位术。在透析过程中除按上述方法预防和处理腹透导管漂管外，更应不断改进腹透手术的方法，选择最佳的腹透导管，以减少漂管，获得良好的腹透治疗效果和生活质量。

报道显示腹透患者腹壁疝患病率为6.2%，腹股沟疝是最常见的腹壁疝，好发于老年群体，是临床一种常见的老年疾病，60～79 岁年龄段的老年人患病率高达 53.68%。老年患者大多伴有糖尿病、高血压、前列腺增生等其他疾病，且自身免疫力较低，若得不到合理科学的术后护理，极易产生并发症，影响患者预后，增加住院时间及经济费用。故此，对老年腹股沟疝患者实施手术前后的综合护理也十分重要。

本案例主要介绍腹透导管漂移、腹股沟疝的诊治经过。患者老年男性，身材矮小，有便秘史，且伴随有低钾血症，当患者出现引流缓慢、负超滤时，首先考虑患者腹透导管漂移。腹透导管移位主要在于预防，护理人员需落实腹透导管复位术后护理，重点加强患者腹膜透析的教育和监督，避免发生腹膜炎和腹泻、夜间频繁翻身、剧烈运动等，以防再次漂管。

专家点评

吉 俊

对于因腹透导管移位导致负超滤的患者，原位保留导管重置或拔管＋对侧重置导管的方法，目前已越来越被腹腔镜下导管复位加固定术所取代，因后者具有视野清晰、创伤小、导管失功率极低的特点。腹透患者是腹股沟疝的高危人群，由于外科技术的提高，补片材料的改进，腹股沟疝已极少导致患者退出腹透治疗。本病例诊断明确，患者先后成功进行两次腹部手术（腹腔镜导管复位和腹股沟疝修补），均对腹膜损伤极小，患者可继续腹透至今，这是内外科紧密合作的成功范例。

（项　波）

参考文献

[1] 肖红平. 腹膜透析患者导管移位的原因回顾性护理分析[J]. 实用临床护理杂志，2018，3(16)：16－17.
[2] 冯珍珍，杨淑彬，张娇，等. 10例腹膜透析患者漂管原因分析及护理[J]. 实用临床护理杂志，2018，3(18)：26－27.
[3] Lok C E，Mokrzycki M H. Prevention and management of catheter-related infection of hemodialysis patients [J]. Kidney Int，2011，79(6)：287－298.
[4] 刘雪. 1例腹透置管术合并腹股沟斜疝修补术后患者的护理体会[J]. 中外医学研究，2010，8(30)：113.
[5] 刘琴. 肾病综合征并发阴囊水肿的护理[J]. 当代护士，2011，1(1)：27.
[6] 黄煜华，张素珍. 心理干预对腹膜透析患者焦虑状况的影响[J]. 齐鲁护理杂志，2012，15(9)：23.
[7] Liu Y，Zhang L，Lin A W. Impact of break-in period on the short term outcomes of patients started on peritoneal dialysis [J]. Petit Dial Int，2014，34(1)：49.
[8] Radhakrishna K，Sandeep P，Chakarpani U，et al. Insertion technique for prevention of peritoneal dialysis catheter tip migration [J]. Int Urol Nephrol，2014，46(9)：1867.
[9] 王质刚. 血液净化学[M]. 北京：北京科学技术出版社，2003：833.
[10] 金海姣，方炜，卞正乾，等. 自动化腹膜透析在腹膜透析患者腹壁疝修补术后过渡期透析中的应用[J]. 中国血液净化，2015，14(9)：521－524.
[11] 项杰. 不同手术方式对比治疗青光眼合并白内障临床疗效对比[J]. 现代诊断与治疗，2017，28(24)：4670－4671.
[12] 王华敏. 不同手术方式对比治疗青光眼合并白内障的临床疗效探讨[J]. 世界最新医学信息文摘，2016，16(77)：289－290.

第 3 节 · 渗漏

病例 18 腹膜透析患者合并阴囊水肿的护理

病史概述

患者男性，44 岁。因“糖尿病肾病，慢性肾脏病 5 期”于 2017 年 10 月行腹透导管植入术，术后第 3 天遵医嘱开始行小剂量腹膜透析(1.5%腹透液 1 L×2/d，每次留腹 2 小时)，于术后 1 周开始持续非卧床性腹膜透析(continuous ambulatory peritoneal dialysis，CAPD)治疗 1.5%腹透液 2 L×4/d。腹透 1 个月后进行常规评估，患者超滤量 800～1 000 ml/d，尿量 600 ml/d，Kt/V 1.81，总 Ccr 58.2 L/w，PET 结果为高平均转运。患者居家透析 5 个月后，出现阴囊阴茎及双下肢水肿，阴囊处水肿大小为 10 cm×8 cm×4 cm 左右，呈现为球形，收住入院治疗。

辅助检查

完善各项检查：查血肌酐 795.9 μmol/L，血红蛋白 80 g/L，白蛋白 32.3 g/L。超声：双侧睾丸少量鞘膜积液，右侧附睾丸小结节，右侧阴囊积液，双侧阴囊内精索静脉未见明显扩张。尿量 800 ml/d，超滤量 400～500 ml/d。

发生的主要问题

阴囊水肿，容量超负荷。

治疗与护理

入院第 2 天医嘱改行自动腹膜透析(APD)，具体方案为连续循环腹膜透析(continuous cyclic peritoneal dialysis，CCPD)2.5%腹透液 5 L×1 袋/d，1.5%透析液 5 L×

1袋/d,夜间1.5 L×5循环,2小时/循环,白天1.5 L留腹3小时。使用APD治疗后患者超滤量800～1 000 ml/d,尿量600～800 ml/d,阴囊阴茎及双下肢水肿明显减轻,体重下降3 kg,遵医嘱改DAPD 1.5%腹膜透析液2 L×4/d,数日后再次出现阴囊阴茎水肿,超声显示:双侧睾丸少量鞘膜积液,右侧附睾丸小结节,右侧阴囊少量积液。CT腹腔造影:未见腹膜破裂导致的腹透液渗漏。请普外科医师会诊后考虑该患者的阴囊水肿与腹腔压力过大导致静脉或淋巴回流障碍相关,腹透液沿着腹壁前方下行,经腹股沟管进入阴囊,导致阴囊水肿,再改回小剂量APD治疗,住院20天后痊愈出院,出院后患者购买了自动腹透机继续行小剂量APD治疗,半个月后门诊随访,未再出现阴囊水肿。

护理经验与体会

会阴部水肿是腹透患者机械性并发症之一,阴囊皮肤组织间隙液体积聚过多,造成代谢及营养障碍,水肿皮肤抵抗力差,皮肤变薄,易受损伤发生溃疡。所以在临床护理工作中,护士应该加强会阴部皮肤的护理,每日仔细观察水肿处皮肤情况,做好记录,一旦发现皮肤发红、苍白、破裂等情况,做好相应的处理,并注意保护患者隐私。另外尽早联合自动腹膜透析机治疗,可降低腹腔压力,减轻水肿,提高腹透患者的生存质量。

1. 阴囊水肿的护理・阴囊水肿时壁比较薄,嘱患者取平卧或半卧位,两腿分开,减少活动,避免活动时摩擦阴囊,导致水肿破裂。可以就地取材用干燥软毛巾折叠起来,垫在患者的阴囊下部,毛巾的大小以阴囊水肿大小为准,高度以患者感觉舒适为宜。可常规使用阴囊托,托起阴囊,减少渗液积聚,促进回流吸收,防止阴囊水肿及阴囊血肿等并发症。保持床单位清洁,嘱患者穿质地柔软、宽松、能吸汗的棉类睡裤。会阴部保持清洁干燥,防止皮肤破损,引起感染。避免剧烈咳嗽等易导致腹内压剧增的情况。

2. 容量过多的护理・严格控制患者水分的摄入,对患者饮食进行把关,每日进行体重及出入量记录,密切关注生命体征的变化,如患者出现急性左心衰需遵医嘱给予强心、扩冠、利尿等治疗。

3. 便秘的护理・长期便秘会导致腹腔压力增大,因此,告知患者排便时放松心态,不可蹲厕,只能坐便,不可急躁,不能用力,必要时遵医嘱给予适当的通便药物,以助排便。调整作息时间,每日养成定时排便的习惯。可进行一些适合自身的有氧运动,促进胃肠蠕动,改善消化功能降低腹内压。

4. 饮食护理・腹透患者中营养不良的发生率极高,与生活质量和生存率均相关,已成为影响患者预后的独立危险因素。APD患者每日饮食建议:蛋白质1.0～1.2 g/kg,其中至少50%为高质量蛋白质,如动物蛋白、鸡蛋、牛奶等;热量(轻体力)30～35 kcal/kg,其中近30%可从吸收腹透液中的葡萄糖而获得;限制磷的摄入在每天800～1 200 mg,限制摄入含有大量磷酸盐添加剂的食物;可适当补充水溶性维生素;适当限制钾的摄入(每天

4 g)即可。忌食过夜、生冷、不干净的食物。

5. 心理护理・阴囊水肿给患者生理和心理上都带来了痛苦,我们应该及时评估患者的心理状态。患者会担心疾病的预后和 APD 治疗的压力,担心不会操作和使用机器。作为专职护士,我们应该认真倾听患者的心声,耐心、细致地回答患者的问题,向患者讲解如何预防阴囊水肿。APD 治疗前期,须向患者做好居家 APD 治疗指导,尽快消除患者的陌生感,为患者搭建沟通交流平台(微信、APP、QQ 群等)。并且介绍 APD 治疗良好的病例,以增加其战胜疾病的信心和勇气。指导患者更好地回归社会,鼓励其做一些力所能及的事情,并且可以适当参加旅游,增强恢复健康的信心,更好地融入社会和家庭,提高 APD 患者的生活质量。

临床转归

患者出院回家行 APD 居家治疗过程顺利,体重控制良好,超滤可,1 个月后复查总 Kt/V 1.87,总 Ccr 59.21 L/w,PET 结果为高平均转运,超声检查示阴囊处无积液,继续按此方案执行。继续加强该患者的居家腹透宣教,重点随访,严格控制水分摄入,避免一切增加腹内压的因素,要求患者戒烟,告知其危险性,给予相应的营养指导,对患者进行专门的家庭随访,并嘱患者定期门诊进行随访。

专家点评

刘楠梅

腹透是利用人体自身的腹膜作为透析膜的一种透析方式,是尿毒症患者肾脏替代治疗的重要方法之一,具有保护残肾功能、减轻贫血、改善生活质量、稳定心血管功能等优势。阴囊水肿作为腹透患者少见却严重的并发症,发生率仅 1%左右,又以 CAPD 患者多见。国内学者报道过腹透合并交通性鞘膜积液 1 例和腹透合并睾丸鞘膜积液 1 例。会阴部水肿发生的原因有两条:第一条为鞘膜积液,腹透液注入腹腔后,通过未闭的鞘突到达睾丸鞘膜,引起鞘膜积液,此外,也可以穿过睾丸鞘膜引起阴囊壁水肿;第二条为腹壁缺失,腹透液通过缺失的腹壁,沿着腹壁前方下行引起会阴部水肿。本文报道的腹透患者合并阴囊水肿,发生在灌入大剂量的腹透液后,腹腔压力过大导致静脉或淋巴回流障碍,腹透液沿着腹壁前方下行,经腹股沟管进入阴囊,导致阴囊水肿。临床中 APD 患者水钠潴留的情况与 CAPD 患者并没有显著性差异,因为完全可以通过灵活的 APD 处方调整来实现个体化的最好的容量平衡。

(赵 欣 李红仙)

参考文献

[1] 徐传凤,张萍.38例阴囊水肿的护理体会[J].北京:中国实用医药,2010,5(20):202-203.
[2] 范小娟,金丽萍.鞘状突高位结扎治疗儿童交通性鞘膜积液的护理[J].解放军护理杂志,2011,28(5):46-47.
[3] 李乐之,路潜,外科护理学[M].北京:人民卫生出版社,2015:373-274.
[4] De M R, Grootendorst D C, Boeschoten E W, et al. Subjective global assessment of nutritional status is strongly associated with mortality in chronic dialysis patients [J]. American Journal of Clinical Nutrition, 2009,89(3):787-793.
[5] 方炜,梅长林.自动化腹膜透析标准操作规程[M].北京:人民卫生出版社,2018:145-156.
[6] 尹飞挺,俞雨生.腹膜透析治疗的现状及挑战[J].肾脏病与透析肾移植杂志,2015,24(2):186-189.
[7] 杨吉刚,李春林,王刚.慢性肾衰行腹膜透析并发交通性鞘膜积液一例报告[J].北京医学,2005,27(7):388.
[8] 刘洪涛,霍延红,高艳丽,等.腹膜透析并睾丸鞘膜积液一例[J].华北国防医药,2005,17(5):373-374.
[9] 陈香美.腹膜透析标准操作规程[M].北京:人民军医出版社,2013:39-40.
[10] 王颖,陈丽萌.自动化腹膜透析的历史与应用现状[J].临床肾脏病杂志,2017,17(10):580-584.

病例 19 腹膜透析导管出口处渗漏的护理

病史概述

患者男性,79岁,腹透透龄为33个月,养老院独居,双眼视力欠佳,能独立完成腹透操作,透析处方为CAPD(持续性非卧床腹膜透析),每日1.5%及2.5%腹透液8 000 ml,超滤量800~1 000 ml/d,尿量约200 ml/d,透析效果满意,门诊由家属代为随访,分别于2015年12月、2016年3月、2018年5月先后3次发生腹膜炎。

2018年7月20日,患者在腹透操作中发现导管近出口处出现破裂、液体渗漏,立即打电话至腹透中心,在腹透专科护士的指导下立即停止腹透操作,用蓝夹子夹闭渗漏点近心端腹透导管,并用无菌纱布包裹渗漏处,立即至我中心行进一步治疗。

患者无腹痛等主诉。查体:体温36.6℃,脉搏80次/分,血压145/78 mmHg,导管渗漏点距导管出口处约2 cm(图19-1)。患者高龄,拒绝拔除腹透导管或重新置管。腹透护士修剪腹透导管,利用钛接头及外接短管延长剪短的腹透导管(图19-2),并采用预防腹膜炎方案进行腹腔冲洗后恢复规律腹透治疗,至今未发生感染,保留了原有导管。

发生的主要问题

1. 锐器损伤・本例导管破裂的主要原因在于患者长期佩戴不锈钢材质手表,睡眠时无意识地摩擦导管造成损伤。宣教时应强调避免佩戴手表、皮带等易损伤导管的物品。

2. 腹透相关感染风险增加・腹透导管破裂、渗漏会增加腹膜炎风险。处理时须严格

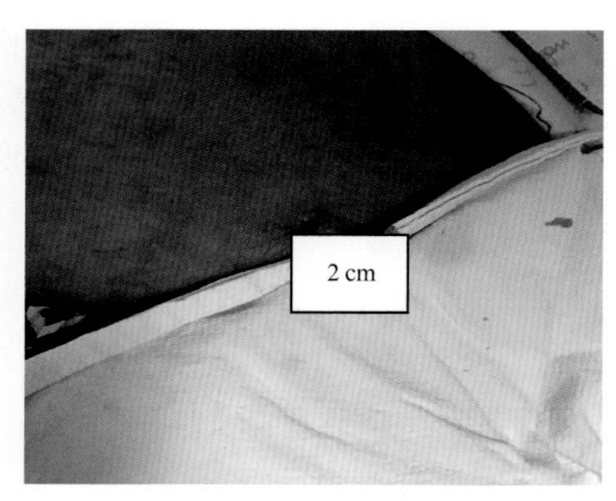

图 19-1 腹透导管残端

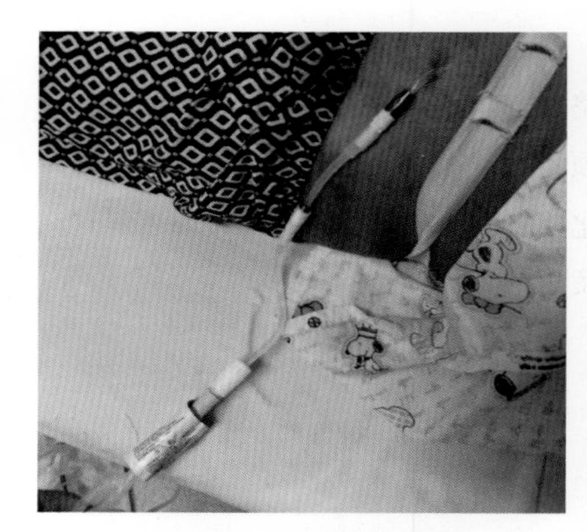

图 19-2 重新连接管路

遵循无菌原则，并及时留取标本化验，完成导管连接后按预防腹膜炎方式进行腹腔冲洗。此外，导管破裂处距皮肤出口处较近，可能导致出口感染或腹透导管 cuff(夹闭器)脱出。

3. 无法耐受拔管及重新置管・患者年龄大，手术耐受能力差，本人亦拒绝拔管后重新置管。

治疗与护理

1. 暂停腹透治疗・获悉导管破裂后，立即告知患者停止腹透操作，使用蓝夹子夹闭近心端导管，阻断外界与腹腔连通，避免细菌从破损处进入腹腔造成感染，使用无菌纱布包裹渗漏处后立即就医。

2. 利用钛接头及短管形成体外延长管・来院后测量导管破裂部位距出口约 2 cm，在破裂部位近心端剪短腹透导管，连接钛接头 1，在钛接头 1 后连接一根短管 1，将短管 1 自开关处剪断，再次连接钛接头 2，将其形成腹透延长管，在钛接头 2 后连接短管 2 (图 19-3)，即恢复导管功能完整性。操作全程遵循无菌原则进行。

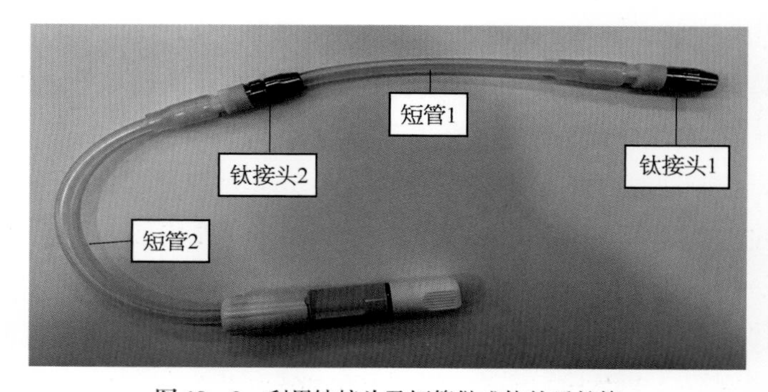

图 19-3 利用钛接头及短管做成体外延长管

3. 预防腹膜炎冲洗腹腔，观察引流液性质及化验指标・在腹透导管连接完毕后检查管路的密闭性，确认密闭后，立即引流出腹腔的腹透液，观察连接处无渗漏，引流通畅，采用预防腹膜炎方式冲洗腹腔，予以1.5%腹透液2L×2连续冲洗腹腔，冲洗前留腹透液常规化验，观察患者腹透液的颜色呈清亮、无浑浊，患者有无腹痛等症状，认真记录腹透超滤量及尿量，化验结果提示患者未发生腹膜炎。

临床转归

患者未发生腹膜炎，恢复正常腹透，未发生腹膜炎及出口处感染。

护理经验与体会

腹透导管破裂渗漏重在预防，合理的护理干预可以降低此类事件的发生率，为预防或减少腹透患者腹透导管破裂的发生，我中心总结此患者的经验教训，得到以下几方面的护理经验。

1. 加强对腹透导管相关知识的培训・

（1）提高腹透患者自我管理能力：腹透治疗和其他疾病的治疗不同，是通过医护人员的培训教育后患者回家自行操作，因此，患者和家属的自我管理能力和依从性会直接影响预后。护士应向患者及家属详细介绍腹透导管、钛接头、外接短管等各部件的名称和作用，告知患者腹透导管的日常维护，如在家进行换药时，不能用酒精对导管出口处进行皮肤消毒或直接用酒精擦拭腹透导管。

（2）加强患者对突发事件的应对能力：可在患者透后培训时讲解家庭腹透操作中可能出现的意外事件，并告知患者处理流程，出院前需考核通过方可居家透析。长期治疗期间患者需定时检查腹透导管及出口隧道的情况，如发现腹透导管体外部分管路明显变细或漏液，及时使用蓝夹子夹闭近皮肤端管路，更换新的碘伏帽，及时到医院处理。

（3）提高患者的自我护理能力：避免在腹透导管体外部分附近使用剪刀、利器等。患者夜间睡眠过程中应取下易损伤导管的饰品，例如手表、戒指等，以避免长时间佩戴过程中摩擦导管所致的损伤。应指导患者在做操作时经常观察导管有无扭曲折叠，如发现管路有折痕则需改变管路固定方法，如折痕很深可以在无菌环境下修剪管路，以防腹透导管断裂渗漏。加强患者教育，固定好腹透导管，避免腹透导管出现折痕，从而造成破裂。

（4）正确使用腰带固定导管：护士可示范腰带使用方法、必要性及注意点，将腹透导管及短管妥善固定，防止因固定不良而牵拉出口处皮肤及外接短管脱落的发生。在此案例中，我们发现患者使用腰带时存在扭转现象，及时告知患者腰带使用不当也会导致腹透导管长期存在打折、牵拉等现象，从而引起腹透导管损伤。

2. 强化门诊随访・腹透患者每次门诊随访，专科护士均需检查患者的腹透导管有无妥善固定，护理是否得当，发现问题及时指导纠正，必要时再次进行培训。我中心已由每周1次的门诊随访改为每周每日门诊随访。目前已对患者进行分层分级管理，将初期接受腹透治疗的人群和既往腹透导管体外破损的人群列为高危患者A级，增加电话随访频次，随访内容可有针对性，实施个体化的健康教育，如询问患者日常的导管护理方法，及时发现并纠正患者错误的方法。将出现过化验指标不正常，出现过并发症的患者列为B级，告知患者每周门诊随访1次。将透析充分性较好的患者列为C级，做到分层分级管理，对长期居家腹透治疗患者，应当加强并发症观察与处理的培训。

3. 预防腹膜炎方案冲洗腹腔・考虑到此患者在腹透期间曾三次发生过腹膜炎，在腹透液常规结果未出来之前，按照预防腹膜炎方案进行腹腔冲洗，同时给予预防性抗感染治疗，以控制病情的进展。

4. 利用钛接头制成延长管・此例患者腹透导管渗漏处离出口处较近，若直接连接钛接头及短管，会造成后期操作过程中导管牵拉，对患者操作造成不便且容易发生出口处感染。因此，我们利用钛接头及短管自制体外延长管，延长腹透导管，恢复患者腹透导管结构及功能，避免操作过程中导管过短导致频繁牵拉带来的损伤。

专家点评

刘欣颖

腹透是治疗终末期肾脏病的重要替代治疗方法之一，其主要特点是安全简便、易于操作、费用相对较低。腹透导管是患者的永久留置性通路，由腹透导管、钛接头及外接短管组成，是进行腹透换液的必经之路，对尿毒症、维持性腹透患者来说是“生命通路”，保护好腹透导管至关重要。然而由于各种原因引起的腹透导管渗漏，包括隧道内、体外段发生破裂渗漏，均会导致腹膜炎发生率的升高，重者可能需要停止腹透治疗。传统处理导管破裂的方法为拔除原有腹透导管，重新置入新导管，但是该方法创伤大、费用高，本中心护理团队对高龄患者利用钛接头及短管制成体外短管的治疗方法，无创、费用最少、又恢复了腹透导管的完整性，同时，因对患者实行正确的早期处置方法，避免了腹膜炎的发生，疗效满意。腹透导管破裂重在预防，在并发症发生时紧急处理方法的掌握亦至关重要。

（王丽雅　方　芳）

参考文献

[1] 李川，丛玉玺，滕艳，等. 腹膜透析导管破裂3例保守处理过程及分析[J]. 中国实用医药，2016，11(30)：229-231.
[2] 马淑娥，苏镜旭，伍剑锋，等. 腹膜透析管道破裂的护理病例系列报告[J]. 中国中西医结合肾病杂志，2018，19(02)：158-160.
[3] 梁莉，梁艳，刘大双，等. 1例腹膜透析导管断裂患者的护理[J]. 中国实用护理杂志，2013，29(22)：46.
[4] 马光锟，彭冬梅，夏珊珊，等. 1例门诊治疗腹膜透析导管近出口处断裂的护理[J]. 当代护士(中旬刊)，2016，(4)：153-153，154.

病例 20 腹膜透析并发后腹膜渗漏的诊断与护理

病史概述

患者男性，38 岁。慢性肾炎，2011 年 5 月 12 日行腹透置管术，2 周后行腹透治疗，初始方案：日间非卧床腹膜透析（daytime ambulatory peritoneal dialysis，DAPD），1.5%PD_4 2 L×3，1 个月后首次评估：Kt/V：1.49，总 Ccr：60.51 L/(w·1.73 m^2)，腹膜转运特性：LA(4 小时 D/Pcr 0.51)，1 小时腹透液 Na：125 mmol/L，2 小时腹透液 Na：126 mmol/L，超滤量 225～615 ml/d，尿量 550～800 ml/d，体重 66.1 kg，血压 125/75 mmHg 左右。腹透 18 个月时已无尿，体重 66 kg，更改透析方案为持续非卧床性腹膜透析（continuous ambulatory peritoneal dialysis，CAPD）(1.5%腹透液 2 L×1 袋，2.5%腹透液 2 L×4 袋)，Kt/V：1.8，腹膜转运：LA(4 小时 D/Pcr 0.6)，超滤量 700～1 000 ml/d，1 小时腹透液 Na：125 mmol/L；2 小时腹透液 Na：120 mmol/L。

2013 年 11 月起患者超滤逐渐减少至－500～－300 ml/d，出现颜面部及下肢水肿(＋＋)，体重 71 kg，血压 140～160/100 mmHg，NT-pro BNP>35 000 pg/ml，行腹部立位平片示：腹透导管移位(图 20-1)。患者收治入院后予灌肠、4.25%腹透液留腹 4 小时，超滤量 300 ml，复查腹部立位平片导管移位无改善。2013 年 11 月 20 日全麻下行腹腔镜下腹透导管复位术，手术顺利，术后切口愈合好。次日予腹透冲管，进出液畅，超滤量 100 ml，复查腹部平片示：腹透导管头端位于盆腔内(图 20-2)。

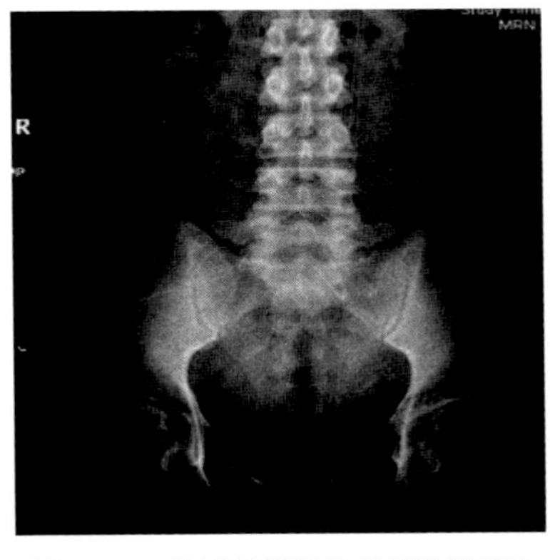

图 20-1 腹透导管复位术前腹部平片

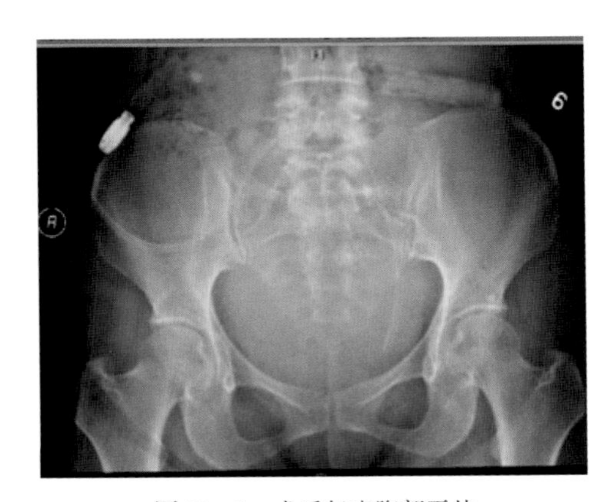

图 20-2 术后复查腹部平片

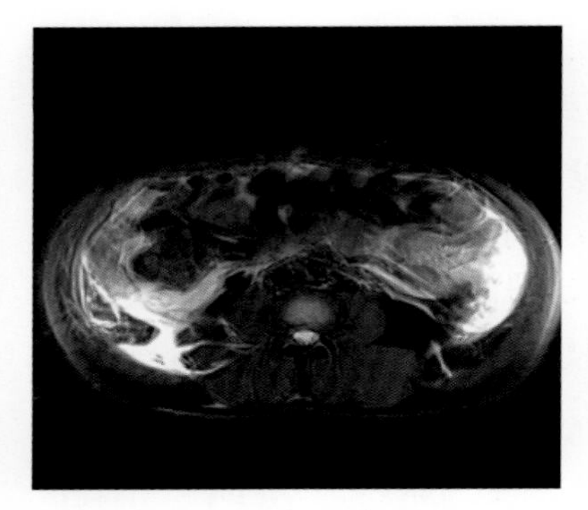

图 20-3 后腹膜 MRI

11 月 28 日起行 CAPD(1.5% PD_4 ×1+2.5% PD_4 ×4),超滤量−100 ml,查 B 超提示盆腔仅少量积液,后腹膜 MRI 示:后腹膜间隙内 T2W 高信号影,后腹膜存在渗漏(图 20-3)。

12 月 5 日暂停 CAPD,予临时血透过渡,2 个月后恢复腹透,方案调整为(CAPD 1.5% PD_4 ×2+2.5% PD_4 ×3),超滤量 1 000～1 200 ml/天,无尿,Kt/V 1.81,腹膜转运:LA(4 小时 D/Pcr 0.61),体重 66 kg,血压 130/80 mmHg。

发生的主要问题

腹透导管移位,后腹膜渗漏。

治疗与护理

1. 患者因超滤减少入院・

(1) 观察患者腹透治疗情况:进出液速度、引流体位、透出液的颜色、超滤量。

(2) 当无残肾患者出现超滤减少时,严格控制患者的入液量,并记录 24 小时出入液量,如患者出现水肿、血压升高、胸闷、不能平卧等,提示患者可能出现容量过高,及时通知医师。

(3) 患者明确有漂管后,给予相应的护理措施,如使用缓泻剂增加肠蠕动;遵医嘱灌肠;使用高浓度的腹透液;改变腹透治疗时的体位等,观察有无好转。

2. 患者保守治疗漂管无效,行腹腔镜下复位术・

(1) 完善相关术前宣教。

(2) 术后观察伤口敷料有无渗血、渗液。

(3) 术后遵医嘱小剂量冲管,并观察腹透液进出情况、引流液的颜色,有异常及时通知医师。

(4) 术后 1 周左右恢复 CAPD 时,观察患者腹透治疗情况有无改善。

3. 1 周后患者再次出现腹透超滤减少・

(1) 观察患者腹部伤口及出口处,有无皮下渗液情况发生,并完善相关检查。

(2) 观察引流液的颜色、有无浑浊、血性等发生。

4. 患者明确后腹膜渗漏,临时血透过渡・

(1) 做好饮食宣教,避免摄入含钾量高的食物,如在服用氯化钾缓释片应暂停。

(2) 做好血透相关知识宣教,严格控制水盐摄入,避免血透超滤后不耐受或发生低血压,防跌倒。

(3) 做好临时血透导管的护理,妥善固定,保持局部清洁干燥,观察导管出口有无出血或感染征兆。

(4) 做好腹透导管出口处的护理,定期冲管更换碘伏帽。

(5) 指导患者临时血透过渡期间的随访:定期电话随访患者。内容包括:血压、体重、水肿情况、药物指导、相关生化指标解读、腹透冲管情况、导管出口处情况,如有异常,及时通知腹透专职医师。

临床转归

2个月后,患者复查MRI:无渗漏。

护理经验与体会

1. 早期发现·

(1) 了解患者开始腹透超滤时间、超滤变化趋势、相关体征(血压变化、体重变化、水肿等)。

(2) 患者有无感染情况发生。

(3) 腹透评估结果有无发生变化。

2. 心理支持·

(1) 与患者的营养状态、透析充分性、感染发生以及生活质量明显相关。

(2) 良好的心态明显影响疾病的预后。

(3) 医护人员与患者建立友情,取得患者及家属最大程度的信任,增强患者与疾病斗争的信心。

3. 避免增加腹压·

(1) 尽量避免咳嗽、弯腰、下蹲等使腹压增加的因素,必要时可用止咳药。

(2) 有便秘的患者应给予缓泻剂。

(3) 合理运动,避免长时间高强度运动。

4. 选择合适的治疗模式·

根据残肾功能、渗漏情况、腹膜转运特性、相关生化指标、家庭支持程度等,选择APD、IPD及临时HD过渡治疗。

(1) 临时血液透析过渡患者

1) 叮嘱患者经常更换碘伏帽。

2) 每周1～2次小剂量冲管,观察腹透冲管速度、引流量以及引流液颜色。

3) 出口处护理:观察出口处情况,有异常及时联系腹透中心。

4）血透导管的维护：根据具体血透中心要求执行。

5）对于透析方式的转变应加强相关的健康宣教，如：血透相关知识宣教及个体化的饮食宣教。

6）定期门诊或电话随访，避免患者处于“失管期”。

（2）间隔性腹膜透析治疗过渡

1）明确相关腹透门诊随访时间，跟踪患者的相关指标变化。

2）了解患者居家腹膜透析治疗情况，超滤、尿量、体重、血压等。

3）注意无菌操作、饮食卫生等，防止腹透感染。

4）相关饮食指导，根据患者个体给予相应饮食推荐。

5）遵医嘱给予相应药物指导，检查出口处情况。

6）可根据患者自身条件，给予个体化 APD 治疗。

■ 专家点评 朱彤莹

腹透是目前终末期肾病患者肾脏替代治疗的主要方法之一，随着置管技术的不断改进，腹透导管相关并发症已逐渐降低，但其仍是导致腹透治疗失败的主要原因，其中以感染相关并发症发生率最高，其次为机械相关并发症。

腹透导管相关机械并发症包括导管移位、透析液渗漏、导管阻塞、腹疝、内脏损伤和出血。透析液渗漏是腹透导管常见并发症之一，文献报道其发生率在 1.2%～11.2%。其高危因素包括多次腹部手术史、多产妇、肥胖、长期使用激素、腹壁疝、置管后立即进行透析及初始透析时透析液容量过大等，再加上透析过程中腹内压不断增高，会导致透析液渗漏。透析液渗漏的临床表现与渗漏类型(外渗或内渗)和渗漏部位相关，渗漏部位包括腹壁、外阴部、疝部、胸腔和腹膜后间隙。其中，唯有后腹膜渗漏的临床表现较为隐匿，仅仅表现为腹透超滤突然或持续减少，常规检查无法发现，往往会被误认为超滤衰竭。渗漏发生的时间可以是腹透初期，也可发生在长腹透龄患者身上，且容易被其他并发症掩盖。

当临床遇到腹透患者出现短期内超滤迅速减少，或者腹膜功能不能解释的超滤减少，在排除腹透感染之后，首先要考虑有无发生后腹膜渗漏，哪怕患者存在腹透导管移位，后腹膜磁共振有助于早期诊断。一旦确诊需选择合适的过渡方式并给与个性化的健康宣教，定期随访，以帮助患者顺利回归腹透队伍。

（葛霄琳　袁　立）

参考文献

[1] Krezalek M A, Bonamici N, Lapin B, et al. Laparoscopic peritoneal dialysis catheter insertion using rectus sheath

tunnel and selective omentopexy significantly reduces catheter dysfunction and increases peritoneal dialysis longevity [J]. Surgery, 2016,160(4): 924 - 935.
[2] Shen Q, Jiang X, Shen X. et al. Modified laparoscopic placement of peritoneal dialysis catheter with intra abdominal fixation [J]. Int Urol Nephrol, 2017,49(8): 1481 - 1488.
[3] Leblanc M, Ouimet D, Piehette V. Dialysate leaks in Peritoneal Dialysis [J]. Semin Dial, 2001,14(1): 50 - 54.
[4] Chiang W F, Chen T W, Lin S H. Late peritoneal leakage [J]. Clin Exp Nephrol, 2014,18(1): 166 - 167.

病例 21 腹膜透析并发鞘膜积液的处理

病史概述

患者男性，22 岁。2016 年 6 月无明显诱因出现腰部不适，休息后缓解。8 月入职体检示血肌酐 322.6 μmol/L，尿蛋白(＋＋＋)。遂于门诊就诊查肾脏 B 超示慢性肾损伤，2016 年 8 月 16 日收治入院行肾穿刺活检术，术后病理示 IgA 肾病，予醋酸泼尼松加吗替麦考酚酯分散片治疗后，血肌酐持续升高。2017 年 8 月 8 日复诊示血肌酐 1 101 μmol/L，2017 年 8 月 18 日行腹透导管置入术。术后一周腹腔冲洗时出现腹透液进出不畅，向腹腔内注射腹透液有阻力，汇报医师，行腹部平片检查，腹透导管位置在盆腔内。经尿激酶封管、爬楼等干预后仍未缓解，2017 年 8 月 25 日行颈内静脉临时置管并行血液透析过渡治疗。2017 年 9 月 1 日在全麻下行腹腔镜探查术，证实大网膜包裹，行腹腔镜下网膜松解悬吊＋腹透导管复位术，术后 2 周开始行腹透，此时尿量为 0 ml，透析方案为 DAPD 低钙 1.5%腹膜透析液 2 L×2/d，IPD 2.5%低钙腹膜透析液 2 L×2/d。1 个月后评估示 Kt/V 1.32，总 Ccr 为 33.73 L/(w・1.73 m^2)，改透析方案为 CAPD 1.5%低钙腹膜透析液 2 L×2/d＋2.5%低钙腹膜透析液 2 L×2/d。2018 年 3 月份因右侧阴囊肿大至我院泌尿外科就诊，诊断为“右侧交通性鞘膜积液”，后于门诊腹透随访治疗。

既往史：患者既往一般健康状况良好。无传染病史，无糖尿病等慢性病史，无手术、外伤史，无药物过敏史，无吸烟、饮酒，无冶游史。

发生的主要问题

右侧交通性鞘膜积液。

治疗与护理

腹透患者鞘膜积液常规处理方式为改腹膜透析为血液透析，但当患者拒绝行血液透析时，可行保守治疗，通过透析方案的改变、操作方式的改进、活动指导及用吊带托起阴囊处等保守治疗的方式，可让患者继续进行腹膜透析，使患者避免再次手术，减少患者转血透的费用。该患者因家离医院较远，行血液透析治疗不便，遂予保守治疗，推荐改为 APD 夜间治疗模式，但因经济原因，患者拒绝行 APD 治疗，仍维持原透析方案。

1. 操作护理・

（1）指导患者腹透液悬挂不宜过高，以 30～40 cm 为宜，入液速度缓慢，防止腹腔压力增加过快，导致阴囊水肿。提醒患者留腹活动时避免久站、久坐。

（2）整个换液过程中患者需绝对卧床，减轻腹腔压力，同时阴囊处用吊带托起或者垫软垫抬高以促进局部血液及淋巴回流，减少水分向鞘膜腔内漏出，促进鞘膜积液吸收，减轻阴囊水肿。

（3）患者每日晨起 8:00 开始第 1 次腹透，换液过程约 1 小时，留腹 4 小时，腹透方案为 CAPD：1.5%低钙腹膜透析液 2 L×2 次/d，2.5%低钙腹膜透析液 2 L×3 次/d。每日外出活动 2～4 小时。

（4）建议穿宽松柔软的运动裤，减少对阴囊的摩擦，减轻疼痛及不适感。

2. 心理护理・患者青年男性，首次患病即行腹透治疗，改变了原有的生活习惯，患者对新的生活方式承受了巨大的生活压力，在治疗过程中又相继出现了大网膜包裹和鞘膜积液 2 次并发症，心理更加焦虑紧张，容易出现自卑厌世等负性情绪。家属需多陪伴、安慰患者，医护需多鼓励患者，并耐心地为患者解释和说明腹透对疾病转归的重要性，提供详细的疾病信息和应对策略与技巧，鼓励患者采用积极的应对方式缓解疾病和治疗带来的压力，通过护士的引导，患者不仅增强了抵抗疾病的信心，还掌握了腹透的自我护理知识，并能够积极配合治疗。

患者在保守治疗期间，精神状态良好，未出现水肿，Kt/V 与 Ccr 均达标（表 21-1）。

表 21-1　检查结果

评估日期	Kt/V	总 Ccr [L/(w・1.73 m^2)]	HB (g/L)	Alb (g/L)	Ca (mmol/L)	P (mmol/L)
2018 年 4 月 2 日	1.71	52.48	124	39	2.26	2.36
2018 年 7 月 6 日	1.75	53.41	92	37	2.44	1.06
2018 年 11 月 7 日	1.73	51.01	105	40	2.52	1.87

护理经验与体会

（1）大多数大网膜包裹都属于不可逆性阻塞，可能为大网膜缠绕，需行网膜部分手术复位纠正，对患者的身体和心理都造成了极大压力。在术前需加强评估和宣教，术前排空膀胱。术后腹腔冲洗结束时预留 100～200 mL 透析液，避免大网膜黏附透析导管，并且术后 2 周内多下床活动，促进肠蠕动，保持大便通畅。

（2）鞘膜积液是腹透液发生外生殖器渗漏所导致，影响患者的形象和信心，目前患者虽然正常行腹透治疗，且多次评估患者指标皆达标，但无法正常工作，影响患者的社交活动。我们加强对患者的随访，多次进行心理护理，帮助患者建立生活的信心。

专家点评

赖学莉

腹透导管是腹透患者的“生命线”，发生大网膜包裹后腹透换液无法进行，需要进行手术干预，可以行腹透导管重置术或腔镜下大网膜松解术等手术治疗，但也不排除再次包裹的可能，因此，对患者尤其是刚刚接触腹透的患者来说会形成巨大的压力，医护人员应与患者及家属充分沟通，及时解决问题。

交通性鞘膜积液，又叫先天性鞘膜积液，是由于精索部位鞘突在出生后仍未闭合，造成腹腔内液体与鞘膜囊内液体相通，鞘膜积液时大时小（图 21－1）。鞘膜积液是腹透术后较少见的并发症，一旦腹透患者发生睾丸鞘膜积液，可采取卧床休息、减少透析液量、改变透析方式、外科手术等治疗。鞘膜积液是否可以在术前提前筛查，尽量减少腹透并发症的发生是值得我们探讨的地方。

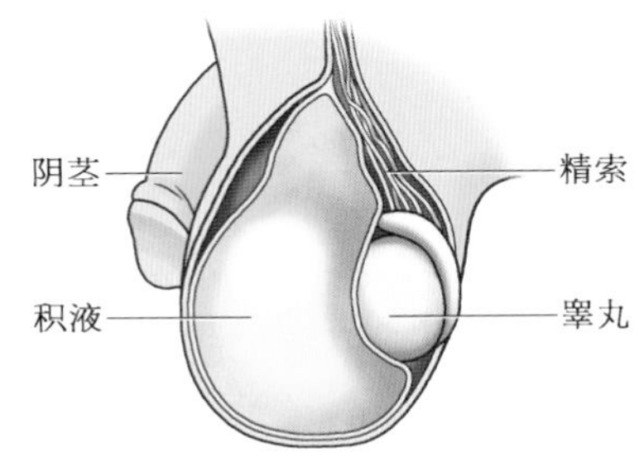

图 21－1　鞘膜积液

而该患者属青年未婚男性，透析过程不顺利，先后经历过大网膜包裹、鞘膜积液等并发症，对患者造成较大的心理负担，护士应加强对患者的心理护理，避免负性情绪滋生。

（杜　俊　汪海燕）

参考文献

[1] 甘宁，孔耀中，刘少芬，等. 选择性大网膜小部分切除对腹膜透析导管功能的影响[J]. 现代预防医学，2009，36(12)：2339.

[2] Xie H，Zhang W，Cheng J，et al. Laparoscopic versus open catheter placement in peritoneal dialysis patients：a systematic review and meta-analysis [J]. BMC NephroL，2012，13：69.

[3] Tiong H Y，Poh J，Sunderaraj K，et al. Surgical complications of Tenckhoff catheters used in continuous ambulatory peritoneal dialysis [J]. Singapore Med J，2006，47 (8)：707－711.

[4] Caliskan K，Nursal T Z，Tarim A M，et al. The adequacy of laparoscopy for continuous ambulatory peritoneal dialysis procedures [J]. Transplant Proc，2007，39(5)：1359－1361.

[5] 孔德亮，李娟，赖学莉，等. 腹膜透析管安置术后患者发生大网膜包裹的危险因素分析[J]. 上海医学，2017，40(1)：31－41.

第 4 节 · 漂管及大网膜包裹

病例 22 结肠透析治疗腹膜透析管漂管

病史概述

患者女性，56 岁，于 2012 年诊断糖尿病，长期血糖控制欠佳，肾功能不全逐渐进展，2017 年 8 月肌酐达 635 μmol/L，于 8 月 23 日行腹透导管置入术，术中自腹透导管注入腹腔生理盐水 150 ml，见线样流出，结扎荷包，关腹。术后患者排便困难，给予杜密克口服后便秘症状仍持续。因尿毒症症状加重，术后第 4 天给予小剂量腹透治疗，患者有明显腹胀感，腹透液灌入通畅，引流不畅，嘱患者加强活动，引流未见好转。腹部平片检查见腹透导管末端漂移至右上腹，无扭曲，肠道积气明显(图 22 - 1)。

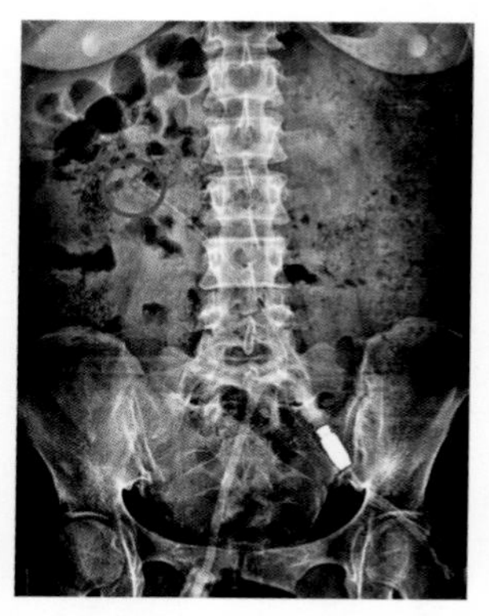

图 22 - 1 腹透导管末端漂移至右上腹，无扭曲

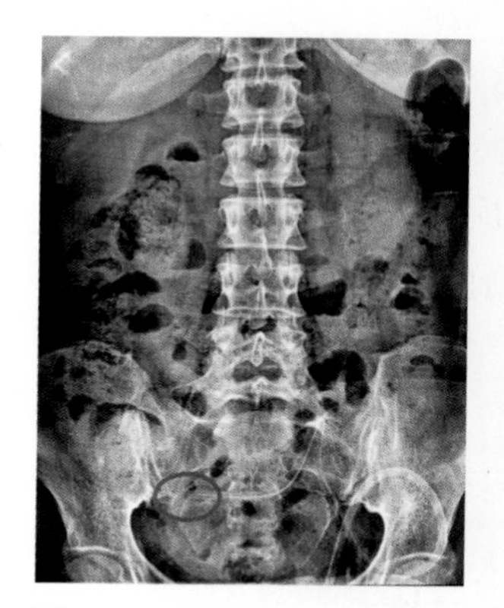

图 22 - 2 2017 年 9 月 6 日腹部平片：腹透导管复位

发生的主要问题

便秘，腹透导管移位。

治疗与护理

遵医嘱给予干腹状态，每周3次结肠透析治疗。患者排便通畅，腹胀改善，腹透液引流逐渐改善，4次结肠透析后完全恢复正常。9月6日腹部平片示腹透导管末端位于盆腔内(图22-2)。患者于2017年9月7日出院，出院后门诊进行结肠透析治疗，每周3次，同时常规居家进行腹透治疗。

临床转归

患者长期门诊随访，血肌酐波动于550～638 μmol/L，每日尿量约500 ml，每日腹膜透析超滤量370～400 ml，腹透效果满意，排便正常，未出现堵管、漂管等并发症。

护理经验与体会

结肠透析(colon dialysis，CD)的疗效在慢性肾脏病(chronic kidney disease，CKD)中得到认可，但多数文献集中研究对象为早中期或CKD非透析期患者。维持性透析或肾移植是CKD 5期尿毒症患者维持生命的主要手段。便秘在透析患者中较为普遍，是影响患者生活质量的常见因素。CD虽然不能替代腹透和血透，但其价格低廉、操作简便、副作用小，可作为上述替代治疗的补充方式，一定程度上改善CKD 5期患者透析充分性和便秘。其他学者较少在血透或腹透患者中联合结肠透析治疗，以下是我院结肠透析护理经验。

1. 结肠透析前护理·

(1) 心理护理：操作人员应在治疗前耐心细致地向患者讲明目的、过程、效果及要求，帮助患者树立战胜疾病的信心，让患者有一个良好的心理状态密切配合治疗。

(2) 签署治疗的知情同意书：治疗前需按规范要求，制订妥善治疗方案，包括评估潜在的风险和应急预案，排除结肠透析禁忌证：①严重心脏病；②严重内痔，肛管黏膜炎症及活动性出血；③结肠、直肠手术后7天内；④孕妇；⑤严重高血压患者；⑥人工肛门；⑦胃肠道穿孔等急腹症。并向患者说明虽然结肠透析安全、副作用小，但不可避免仍有可能会有一些并发症：①透析液进入肠腔引起肠痉挛导致腹痛；②肠道黏膜出血、水肿、穿孔导致腹腔感染，严重者需手术；③局部皮肤黏膜损伤；④治疗过程中胸闷心悸头晕、血压波动；⑤肛门口肌肉松弛；⑥其他无法预见的并发症。签署治疗的知情同意书。

(3) 进行透析前检验：包括血液、粪便、肛肠指检、必要时行肠镜检查。用物准备：结肠透析机、双腔套管式探头(可以同时灌注、排废，实现连续性的灌注透析，安全性高)。

(4) 患者准备

1) 治疗当日可有家属陪伴，携带卫生纸、毛巾、盆，备用内衣裤一套。

2) 告知患者治疗前勿进食太饱，要求排空大小便，以降低腹压，减轻透析时可能引起的不适。如果是便秘患者,可以服用缓泻剂。

3）透析中及透析后可能出现腹胀,透析中患者需配合:放松自己,深呼吸、腹部按摩,可以减轻腹胀,尽量延长药物保留时间,达到理想的透析效果。

4）透析结束后床上休息,缓慢起身,防止体位性低血压,再入厕排便。

2. 结肠透析治疗护理·

(1) 遵医嘱给予设置结肠透析治疗参数,设定总液量 15 000 ml,主泵流速压力 650 KPa,预定工作时间 30 分钟,主泵工作时间 30 秒,主泵间歇时间 20 秒;固本泻浊方组成:制大黄 30 g,熟附子 10 g,红参 10 g,牡蛎 50 g,红花 10 g,蒲公英 30 g,上述 6 味药共煎煮 3 次,浓缩成 500 ml 药汤后 4 ℃冰箱保存。每次结肠透析治疗时取 100 ml 分次保留灌肠。透析液清洗肠道冲洗,水温 39 ℃,冲洗至排出无渣液体。然后以 37～39 ℃的固本泻浊方透析液＋生理盐水总计约 500 ml 在肠腔保留 10 分钟,每周 3 次予以治疗。

(2) 操作时协助取侧俯卧位,即患者左侧卧位,退裤至膝下,左下肢伸直,右下肢屈曲,嘱患者将身体向左旋转 30～40 度,呈侧俯卧位,臀部垫高 20～25 cm,将肛管放入透析液中预热软化,再用液体石蜡润滑导管 10 cm,导管进入途径,采用双腔套管探头时,先将注液管收缩到排废管腔内,缓慢将套管插入肛门约 15 cm,嘱患者深呼吸,全身放松,先进行肠道清洗。肠道清洗至排出液为澄清时,慢慢送入肛管,插管时动作轻柔,不可粗暴用力,以免刺破肠壁;插管过程中随时询问患者,如有不适要暂停插管,安慰患者,嘱其张口呼吸,以降低腹压,减轻不适,同时观察引流液的色、质、量,进入肠腔深度 50～70 cm。嘱患者在进行结肠透析后要轻揉腹,尽量延长保留时间,加强疗效。治疗期间要密切观察患者有无面色苍白、出冷汗、腹胀、腹痛情况。患者治疗后恶心、呕吐、胃纳差症状好转。

3. 结肠透析后护理·

(1) 观察透析后大便色、质、量;观察治疗前后倦怠乏力、腰膝酸软、恶心、呕吐、腹胀、夜尿次数、水肿等临床症状变化情况;指导患者练习提肛运动,防止肛门括约肌松弛;定期进行标本的检验复查。

(2) 嘱患者适度增加活动,尽量避免平卧床上跷腿,可在家属陪伴做“下楼梯”运动。如老年患者体质较弱行动不便,可手扶着床头做连续踮脚动作,以纠正腹透导管移位。运动时应妥善固定好腹透导管,避免牵拉或扭曲。

(3) 出院指导:嘱患者每周 3 次规律来医院进行结肠透析,告知居家腹透相关注意事项,叮嘱患者如果居家腹透过程中出现引流不通畅、腹痛、腹胀、大便颜色改变、水肿等情况及时来院就诊。

专家点评

徐旭东

结肠透析自 20 世纪 70 年代应用于临床以来,已成为肾脏替代疗法的有益补充。正常人每日蛋白代谢产物的 75%从肾脏排泄，25%进入结肠，由肠道排出；但慢性肾功能衰竭时，从尿中排出毒素明显减少，而从肠道排毒则代偿性地显著增加，其中尿素排出量从占正常总量的 25%上升至 80%，人的结肠黏膜与腹膜类似，具有半透膜特性，能有选择地吸收和分泌。结肠透析(colon dialysis, CD)是通过向人体结肠注入过滤水，进行清洁洗肠，清除体内毒素，充分扩大结肠黏膜与药物接触面积，同时可注入专用药液，使药液在结肠内通过结肠黏膜吸附出体内各种毒素，并及时排出，最后再灌入特殊中药制剂，并予保留，在结肠中利用结肠黏膜吸收药物有效成分，起到对肾脏治疗的作用，并可降逆泄浊，降低血肌酐和尿素氮、尿酸等尿毒症毒素，改善患者的内环境紊乱，减少肺部和心血管并发症。腹透导管腹腔内出口于直肠膀胱陷凹处或直肠子宫陷凹处(图 22-3)，结肠透析将肠道中的宿便清除、解除肠胀气，对于长期便秘、胀气的腹透患者，能预防腹腔内腹透管路的漂管、堵塞，保证膜透治疗的有效性；同时结肠透析将毒素从肠道排出，起到协同治疗的作用。当然，结肠透析操作中如果技术和经验不足可能会导致黏膜损伤，引起菌群人为性移位，进而导致腹膜炎和腹腔感染可能。我们需要对操作人员进行标准化培训，治疗

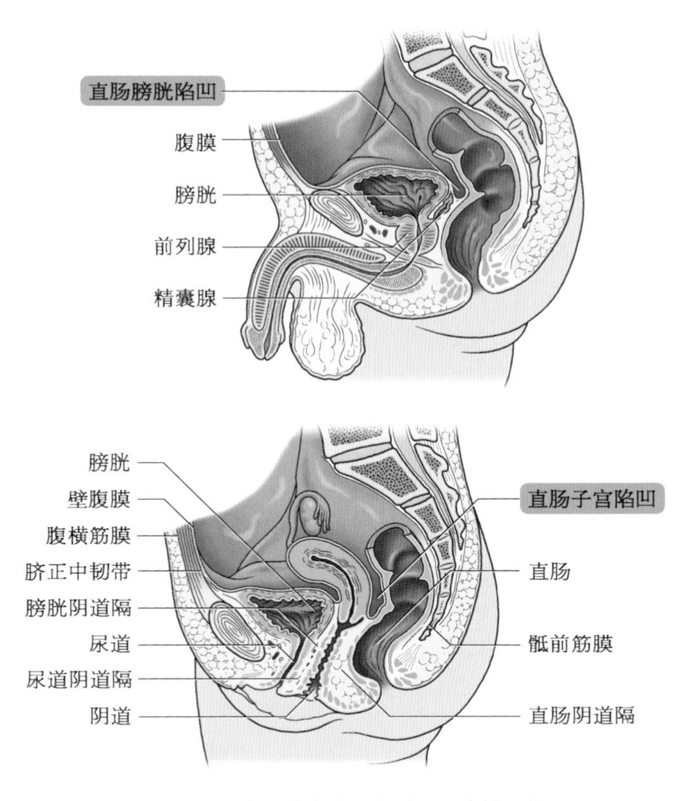

图 22-3 直肠膀胱陷凹处、直肠子宫陷凹处

前完善肛门检查,必要时行肠镜检查,调节合适的液流量和压力,严密观察患者腹痛、腹胀等症状。

(顾　静)

参考文献

[1] 陈凯,刘科峰.结肠透析联合中药灌肠治疗慢性肾衰竭的临床研究[J].临床荟萃,2012,27(22):1956-1959.
[2] 吴乔木,黄赟.结肠透析配合中药灌肠治疗早、中期慢性肾衰竭疗效观察[J].亚太传统医药,2015,11(9):92-93.
[3] 丁文龙,王京祥,阎世明.结肠透析配合中药保留灌肠治疗中晚期慢性肾衰竭的临床观察[J].现代中西医结合杂志,2014,23(17):1867-1868.
[4] 段昱方,张海滨,刘宝利.结肠透析治疗慢性肾脏病2～4期65例患者的疗效观察[J].中国中西医结合肾病杂志,2015,16(5):444-445.
[5] 熊飞,张燕敏,陈伟栋,等.结肠透析治疗慢性肾衰竭的有效性和安全性[J].中国中西医结合肾病杂志,2013,14(12):1108-1110.
[6] 涂璨,熊飞,张燕敏,等.腹膜透析联合结肠透析的临床观察[J].中国中西医结合肾病杂志,2016,17(8):698-700.
[7] 毕增祺.慢性肾功能衰竭[M].北京:中国协和医科大学出版社,2003:207.
[8] 孙鲁英,周静威,刘尚建,等.结肠透析治疗慢性肾功能衰竭的临床研究[J].北京中医药大学学报(中医临床版),2006,13(6):9-11.
[9] 肖丽佳,何玲萍,曹娟,等.结肠透析的临床应用[J].护理研究,2006,20(4):951-953.
[10] 王海涛,贾远航,陈椰,等.序贯结肠透析对慢性肾功能衰竭早中期的疗效观察[J].中国综合临床,2006,22(12):1106-1107.

病例 23 腹膜透析患者腹透导管大网膜包裹的处理

病史概述

患者女性,32岁,2017年8月诊断“慢性肾脏病5期”。11月8日因“头晕、头痛”至我院急诊就诊,查血压187/130 mmHg,血常规示:血红蛋白62 g/L,血肌酐702.3 μmol/L,血尿素28.8 mmol/L,血尿酸698 μmol/L,血电解质:钙1.82 mmol/L,磷2.1 mmol/L,钾4.68 mmol/L,门诊拟诊“慢性肾脏病5期”收治入院。2017年12月14日在硬膜外麻醉下通过外科切开法行腹透置管术,术中引流通畅,用1.5%腹透液500 ml冲洗,引流液色淡黄,质清,腹透导管妥善固定后安返病房,检查切口和导管出口无渗血、渗液,腹透导管内不予以肝素或尿激酶封管。术后1周首次进行腹透冲管发现腹透液注入不通畅,给予腹部平片示:腹透导管植入部位正确,无漂管现象。第2日再次透析发现腹透液出入均不通畅,给予生理盐水100 ml+肝素钠注射液12500 U稀释后抽取30 ml进行封管,无明显改善;后用无菌导引钢丝通腹透导管+无菌注射器生理盐水冲洗管路后好转出院,透析处方为日间非卧位腹膜透析(DAPD)1.5%腹膜透析液 2 L×3 次,每次留腹 3~4 小时。3 天后再次出现腹透液出入不畅。

发生的主要问题

腹透导管功能障碍(腹透导管大网膜包裹)。

治疗与护理

2018 年 1 月 9 日患者在硬膜外麻醉后通过外科切开法行腹透置管术,于脐下 2cm 处原腹部切口处纵向切开皮肤,钝性分离皮下组织至腹膜,切开腹膜后见大网膜包裹腹透导管,钝性分离大网膜,并切除部分网膜,逐步钝性分离原腹透导管皮下部分及浅部涤纶套,拔除原腹透导管,导引钢丝引导下再次放入新的腹透导管,从原腹透导管皮下隧道处穿出腹透导管,腹透导管浅部涤纶套于皮下固定。

临床转归

2018 年 1 月 12 日行腹透液冲洗,出入通畅,于 1 月 15 日出院行居家腹透治疗,超滤量 500~600 ml/d,尿量 1 000 ml/d 左右。

护理经验与体会

此病例主要介绍了腹透并发症——腹透导管大网膜包裹的诊治经过,腹透导管大网膜包裹常常发生在术后短期内,多见于年轻患者、肥胖等患者。

腹透治疗出入液不通畅常见的原因有:透析管打折、体位不当、开关或蓝夹子使用不当、便秘等,因此,发现腹透液出入不通畅时护士应先排除上述原因。还有一些临床上处理比较困难的原因有:腹内导管移位、纤维蛋白堵塞、大网膜包裹等;这些原因不及时处理或处理不当往往会影响腹透的正常进行,甚至需要再置管,增加患者各种负担及痛苦。

发现腹透液进出不畅时应观察腹透导管是否扭曲,体位改变后腹透液流出是否改善,腹透液的透明度,是否伴有腹痛,腹痛的位置,大便的情况等,也可以通过腹部平片了解腹透导管是否移位,如果透出液中纤维蛋白块多也可用肝素或尿激酶抗凝治疗(注意不能用注射器回抽管路,以防大网膜包裹)。如果均无效可考虑是否大网膜包裹(有报道可通过 CT 诊断),通过手术的方法解决问题。积极对症处理,肾内科、普外科、麻醉科多学科协作,对于大网膜包裹及时、有效的处理,可减少腹透患者技术失败。

专家点评

齐华林

①对于容易发生网膜包裹风险的患者如:年轻、肥胖等,可以首先腹腔镜置管,将导

管固定在腹腔最低位或者将网膜折叠固定在肝圆韧带上，以减少大网膜包裹的发生。②对于高度怀疑网膜包裹的患者不建议使用钢丝调整透析导管的位置。

（顾慧恩　梅丽丹）

参考文献

[1] 毛明锋，朱潮涌. 开放性手术在腹膜透析导管大网膜包裹移位复位中的应用探讨[J]. 中国中西医结合肾病杂志，2011，12(7)：638-639.

[2] 陈冬，谢兴旺. 超声刀联合大网膜包裹预防胰腺远端切除术后胰瘘的实验研究[J]. 腹部外科，2020，33(5)：366-370.

[3] 孔德亮，李娟. 腹膜透析管安置术后患者发生大网膜包裹的危险因素分析[J]. 上海医学，2017，40(1)：31-35.

腹膜透析临床护理
病例解析

第3章
容量相关并发症

病例 24 腹膜透析并发心力衰竭的护理

病史概述

患者女性，62 岁，2019 年 2 月 9 日因“泡沫尿 7 年，腹透 4 年余，胸闷、气促 2 天”收治入院。

患者于 2011 年起自觉尿液中泡沫增多，伴夜尿次数增多，查 24 小时尿蛋白 3 825.90 mg，血肌酐 102 μmol/L，结合其糖尿病史 30 年，考虑诊断为“糖尿病肾病”。患者于 2013 年 12 月、2014 年 3 月 2 次出现“充血性心力衰竭”症状，予对症治疗后好转。2014 年 3 月 27 日因进入慢性肾脏病 5 期行腹透导管置入术，并开始腹透，透析处方为日间非卧床腹膜透析(DAPD)1.5%低钙腹透液 2 L×3/d，每次留腹 4 小时。本次入院前 2 天患者再次出现胸闷、气促，夜间不能平卧，伴双下肢凹陷性水肿，予收治入院。

患者既往有糖尿病史 30 年，合并糖尿病周围神经病史 7～8 年；高血压病史 20 余年，口服缬沙坦氨氯地平、阿尔马尔，血压 140/90 mmHg 左右；右肺下叶结节史 20 年；入院前 4 年行左眼糖尿病性增殖性玻璃体视网膜病变手术及右眼白内障手术；入院前 3 年因急性冠脉缺血行支架置入术。

体格检查

患者意识清楚，自主体位，体温 36.9 ℃，脉搏 91 次/分，呼吸 20 次/分，血压 188/101 mmHg，全身皮肤未见黄染、出血点，巩膜无黄染，结膜无苍白，双眼睑无水肿，双肺呼吸音低，未闻及干湿啰音，心脏浊音界左下扩大，心律齐，无异常心音，腹软，无压痛无反跳痛，肝颈静脉返流征(－)，移动性浊音(－)，肝、脾肋下未扪及，肠鸣音 3 次/分；双肾无叩击痛；双下肢水肿(＋)。神经系统检查正常。

辅助检查

本次入院实验室检查结果如下(2019 年 2 月 11 日)。血 ALT：68 U/L，AST：88 U/L，血白蛋白：34.6 g/L，血球蛋白：41.2 g/L，血钾：2.96 mmol/L，血钠：135 mmol/L，血氯：107 mmol/L，血磷 1.25 mmol/L，血尿素氮：19.8 mmol/L，肌酐：535 μmol/L，尿酸：542 μmol/L，血红蛋白：96 g/L，红细胞：2.76×10^{12}/L，白细胞计数：9.8×10^{9}/L，血小板计数：178×10^{9}/L，NT－proBNP＞35 000 pg/ml。

异常检查结果：

1. 心电图（2019 年 2 月 9 日）· 窦性心律不齐，ST 段：Ⅰ、Ⅱ、V5、V6 水平型压低 0.5～1 mV，T 波：V5、V6 负正双相。

2. 胸部超声 · 2019 年 2 月 11 日：右侧胸腔可见无回声区，最大径约 68 mm，左侧胸腔可见无回声区，最大径约 18 mm。

3. 胸部 CT · 右肺散在斑片状磨玻璃影，首先考虑炎症，右侧胸腔少量积液；左肺下叶含钙化团块样影，左侧胸膜增厚，心脏大，心包积液，冠脉钙化（图 24 - 1）。

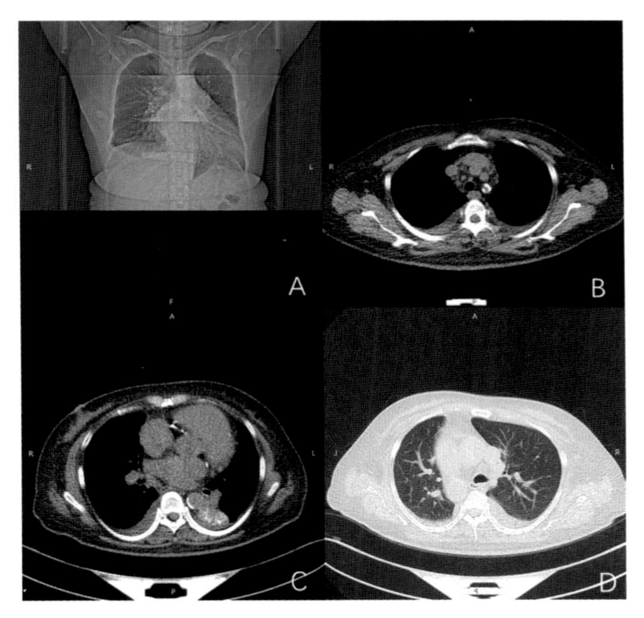

图 24 - 1　胸部 CT

发生的主要问题

心力衰竭急性发作，合并肺部感染。

治疗与护理

1. 治疗计划 ·

（1）加强腹膜透析超滤

1）2019 年 2 月 12 日透析处方：维持原透析方案，DAPD 1.5%低钙腹膜透析液 2 L×3 次（4 h/次，日间交换 3 次，超滤量 400 ml/d）；病情状况：尿量 300 ml/d，胸闷气促无改善。

2）2019 年 2 月 13 日至 2019 年 2 月 17 日透析处方 DAPD：1.5%低钙腹膜透析液 2 L×2，2.5%低钙腹膜透析液 2 L×1（4 小时/次，日间交换 3 次，超滤量 700 ml/d）；病情状况：尿量 280～320 ml/d，胸闷气促较前改善。

3）2019 年 2 月 18 日至 2019 年 2 月 21 日透析处方 DAPD：1.5%低钙腹膜透析液 2 L×3，2.5%低钙腹膜透析液 2 L×1（4 小时/次，日间交换 4 次，超滤量 1 000 ml/d）；病情状况：尿量 250～310 ml/d，胸闷气促改善明显。

4）2019 年 2 月 21 日出院，维持上述透析处方，行腹透门诊随访。

（2）继续利尿保护残余肾功能，托拉塞米 10 mg 静脉注射每日 2 次，呋塞米片口服。

（3）单硝酸异山梨酯静滴扩张冠脉，缬沙坦氨氯地平片控制血压。

（4）应用抗生素抗感染治疗。

（5）补钾治疗。

2. 护理经过

（1）安顿好患者，保证患者住院期间床单位整洁，病房保持安静，开窗通风，做好基础护理，规律测体温、血糖，监测有无出血倾向，如：牙龈出血、黑便。

（2）观察患者呼吸情况，有无胸闷胸痛症状，观察患者下肢水肿情况，限制入水量，记录体重。观察患者 NT－proBNP 等化验指标，及时汇报医师。观察低钾血症的症状。

（3）遵医嘱给予药物治疗及限制水盐摄入，24 小时持续低流量吸氧 2～3 L/分钟。

（4）心力衰竭症状发作时，给予坐位，双下肢下垂以减少回心血量，平时半卧位；用利尿剂的同时宣教患者缓慢变动体位以预防体位性低血压，定期复测电解质。

（5）遵医嘱给予腹透，准确记录超滤量及 24 小时出入水量，腹透操作时注意无菌原则，观察患者有无腹透相关并发症的出现。

（6）住院期间洞悉患者心理变化，给予其心理护理及支持，增加患者信心，缓解患者焦虑情绪等。

临床转归

治疗期间患者胸闷气促、下肢水肿等症状改善，可平卧，复查超声提示右侧胸腔积液进行性减少，至 2019 年 2 月 21 日出院时体重较入院时下降 3 kg，水肿消退，血压 153/65 mmHg，NT－proBNP 658 pg/ml。

护理经验与体会

该病例提示对于合并症负担较重患者，除进行居家腹透相关内容的宣教外，也应该注重对基础疾病的相关宣教。

（1）护士应当具备一定的病情预见能力，及时观察患者病情变化及各项指标，汇报医师并配合医师处理。

(2) 该患者住院期间在医护的共同教育监督下控水尚可,但居家控水依从性差。对此类患者,护士可通过多渠道教育方法使患者知晓其中的利弊关系。如其他病友的言传身教;书面宣传资料;电子宣传资料;家属的共同参与等使其逐渐自觉控水并达标。

(3) 对于这类患者,在做好肾脏病专科护理的同时应当重视原发病(高血压、糖尿病等)的护理,这要求护士除掌握本专业的护理知识和技能外,尚需知晓其他专科疾病的护理要点。

(4) 成立医师-护士-家属-患者为小组的团队,对腹透患者进行延续性护理有助于控制患者的基础病,提高患者的依从性,降低并发症的发生率,提高患者的生存质量,促进其回归社会。

专家点评

边 帆

本病例表现为尿毒症腹透合并心力衰竭,患者的胸腔积液经排查排除了胸腹膜瘘的发生,采用限制饮水、增加透析超滤、给予相应抗心衰治疗药物后症状好转,胸腔积液逐渐减少。

心血管疾病是终末期肾病患者频繁住院和死亡率上升的重要原因,表现为动脉粥样硬化性心脏病、缺血性心脏病、充血性心力衰竭、脑血管疾病或外周血管疾病。约1/3的患者在开始透析时即存在心力衰竭,而25%的患者在透析治疗过程中会出现心力衰竭。确诊心力衰竭后,透析患者的3年生存率低于20%。维持容量平衡可降低心血管事件风险,但腹透患者容量过多较为普遍,可能的原因包括未有效限制水盐摄入、残肾功能丢失、透析处方不合理、腹膜超滤功能不足或衰竭、未合理使用利尿剂等。容量过多会导致高血压难以控制、冠状动脉疾病进展、贫血、电解质异常、心肌纤维化,促使心力衰竭的发展。因此,教导并督促患者控制容量是腹透护理工作中非常重要的一项内容。

(戴静静)

参考文献

[1] 中国高血压防治指南修订委员会. 中国高血压防治指南2010[J]. 中国医学前沿杂志,2011,3(5):42-93.
[2] 尤黎明,吴瑛. 内科护理学[M]. 5版. 北京:人民卫生出版社,2002.
[3] 钱小华. 延续护理对居家腹膜透析患者的自我效能、不良反应的影响[J]. 医学理论与实践,2019,32(24):4084-4085.
[4] 赖爱军. 延续护理对自动腹膜透析治疗急性左心衰伴急性肾损伤患者的效果观察[J]. 中国现代药物应用,2019,13(17):188-189.
[5] Crepaldi C, Soni S, Chionh C Y, et al. Application of body composition monitoring to peritoneal dialysis patients [J]. Contrib Nephrol, 2009,163: 1-6.
[6] Chen T H, Hung-Ta W, Chang P C, et al. A meta-analysis of mortality in end-stage renal disease patients receiving implantable cardioverter defibrillators (ICDs) [J]. PLoS One, 2014,9(7): e99418.

病例 25 腹膜透析合并容量超负荷的护理

病史概述

患者女性，51 岁，2018 年 2 月确诊“尿毒症”，即入院行腹透导管置入术，术后予持续非卧床性腹膜透析(continuous ambulatory peritoneal dialysis，CAPD)1.5%低钙腹透液 2 L×3 次/d 治疗。患者门诊随访容量相关体征及腹透评估结果详见表 25-1。

表 25-1 患者门诊随访容量相关体征及腹透评估结果

日期	2018 年 3 月 7 日	2018 年 8 月 9 日	2019 年 2 月 14 日	2019 年 3 月 12 日	2019 年 3 月 26 日	2019 年 4 月 16 日
尿量(ml)	2200	1800	700	1000	1100	800～900
腹透超滤量(ml)	155	350	460	220～330	300～800	470～650
体重(kg)	66	69	71.5	75	75	71.5
血压(mmHg)	134/87	127/75	150/90	160/100	180/100	180/110
水肿	(—)	(—)	(+)	(+)	(+)	(+)
NT-proBNP (pg/ml)	1332	1251	2595	6407	18027	29309
腹透方案	CAPD 1.5%PD_4×3	DAPD 1.5%PD_4×2 2.5%PD_4×1	DAPD 1.5%PD_4×2 2.5%PD_4×1	DAPD 1.5%PD_4×2 2.5%PD_4×2/ 1.5% PD_4×1 2.5% PD_4×3	DAPD 1.5%PD_4×2 2.5%PD_4×2/ 1.5%PD_4×1 2.5%PD_4×3	DAPD 1.5%PD_4×1 2.5%PD_4×2
Kt/V	Kt/V：2.91 腹透 1.25 残肾 1.66	Kt/V：2.3 腹透 1.26 残肾 1.04	Kt/V：1.56 腹透 1.24 残肾 0.33	/	/	/
Ccr L/(w·1.73 m^2)	Ccr：107.57 腹透：36.88 残肾：70.69	Ccr：69.54 腹透：31.64 残肾：38.3	Ccr 40.32 腹透：27.51 残肾：12.81	/	/	/
PET	LA(4hD/P Cr：0.57)	LA(4hD/P Cr：0.63)	HA(4hD/P Cr：0.7)	/	/	/

（续表）

日期	2018年3月7日	2018年8月9日	2019年2月14日	2019年3月12日	2019年3月26日	2019年4月16日
患者主诉及特殊情况	/	主诉夜间留腹平卧时感胸闷不适，影响睡眠，行胸部平片检查，未见明显异常	主诉尿量减少数日，胸闷气促伴双下肢轻度水肿。急诊胸部CT示：肺部感染伴胸腔积液，予静脉抗炎治疗，后症状略有缓解	夜间留腹时有负超，嘱患者严格控制水盐摄	患者既往（未患病前）有每日空腹饮水（约500 ml）习惯，行腹透治疗后仍一直保持，再次进行容量管理的相关宣教，患者表示接受，尝试改变生活习惯	收治入院，拟入院强化容量教育及容量管理

发生的主要问题

容量负荷过高。

治疗与护理

1. 评估患者出入液量・饮食记录、准确记录尿量及超滤量。

评估发现：患者在门诊教育后饮水量较之前略减少，且喜食水果，自觉含水量并不多，进食馄饨、汤面等面食。对患者进行了换液操作考核，腹透液称重及超滤的计算基本正确，换液操作也基本规范。留取了24小时尿量，也与患者平日记录的数值基本一致。

2. 严格限水・基于患者总出液量>1 000 ml/d，住院期间严格控制患者的饮水量，每日除服药以外不提供饮用水。予限水饮食，早餐以馒头和鸡蛋替换粥和牛奶，午餐、晚餐不供应例汤，限制外出就餐或外带食物。

3. 调整腹透方案・由CAPD改为DAPD，腹透液的浓度也由1.5%低钙腹透液×3次/d调整为1.5%低钙腹透液×1次+2.5%PD_4×3次/d，并且调整降压药物，增加利尿剂的剂量，以加强超滤、降血压、利尿治疗。

4. 对患者进行容量控制的再教育及考核・告知患者容量控制的重要性及高容量会造成心衰、残肾丢失等不良后果，并将患者喜食的水果榨成果汁、将生熟面食称重，让患者更加直观地了解到各类食物中的含水量。再教育后就日常生活中容量控制的方法技巧对患者进行口头提问式的考核，以反馈教育的效果。

临床转归

患者出院时体重下降至68 kg，尿量350～400 ml/d，腹透超滤460～665 ml/d，水肿消退,氨基末端B型利钠肽前体NT-proBNP下降至正常水平(<300 pg/ml)。

护理经验与体会

(1) 腹透患者需长期控制水、饮食等摄入,避免加重机体容量负荷,然而在临床实践中,我们发现患者治疗依从性较差,自我控制能力较低,且随着透析的进展,其体力、运动能力及体能储备显著降低,并发症发生率及死亡率仍然较高。

(2) 在患者教育初期,除了需要反复对患者强调容量平衡的重要性,还应正确评估患者既往的饮食习惯,及时纠正可能导致高容量的不正确的生活习惯,避免高容量状态的发生。

(3) 在进行相关宣教时,不能仅进行枯燥的理论知识的宣教,还应有实物演示,给患者更加直观的感受和视觉冲击(相关内容做成PPT为患者进行宣教)。

(4) 由于腹透患者院外治疗时间较长,居家护理存在一定局限性及特殊性,患者不能获得及时的专业指导,容易导致容量超负荷。腹透患者如出现高容量状态,可通过限制水盐摄入,调整腹透方案,增加超滤量的方式缓解高容量状态,但容易对残肾造成不可挽回的影响,导致患者生活质量下降,并发症增多。

(5) 重视患者残肾的丢失,积极寻找原因,并做好相应的宣教,避免摄入量过多,导致容量负荷过高。

专家点评

朱彤莹

容量超负荷是腹透患者常见的临床问题,是腹透患者死亡的独立危险因素。腹透患者容量管理不当易发生超负荷现象,近年国内外多数研究证实容量超负荷与高血压和动脉粥样硬化相关,并且可能导致这样的患者心血管疾病风险明显增加、左心室肥厚;与蛋白质能量消耗、衰老和残余尿量减少独立相关。

因此,需要对腹透患者定期进行容量评估,除了关注出入液量的变化及相关体征,如水肿、血压升高、胸闷等不适主诉,还需评估NT-proBNP的动态变化。如果出现容量超负荷但出液量没有明显减少,那主要原因是患者水盐或饮食摄入过多,高容量会损害残肾,如不及时控制,不仅患者的死亡率增高、预后更差,残肾功能会迅速下降,对于容量控制更是恶性循环。

患者是容量管理的主体,性别、教育程度和是否在职对患者的容量管理能力存在影响,应根据患者的情况采取差异化的容量管理措施,提高其容量管理能力,延缓心血管并发症的进展。

容量超负荷可以预防和逆转,因此,对腹透患者进行定期评估、监测容量状况,积极寻找容量超负荷的潜在原因并及时纠正,是防治容量超负荷、保证透析充分性、提高腹透患者生活质量和生存率的重要举措。

（唐 鄰 袁 立）

参考文献

[1] 田素革，郑艳平，张风杰. 5E康复护理对腹膜透析患者自我管理及容量管理的临床影响[J]. 实用临床护理学电子杂志，2019，4(46)：130－148.
[2] 张玉奇，杨阳，尹靖怡，等. 情景模拟演练及翻转课堂教学方法在急诊科低年资护士中的应用效果[J]. 中国当代医药，2019，26(18)：181－183，197.
[3] 陈香美. 腹膜透析标准操作规程[M]. 北京：人民军医出版社，2010.
[4] Baron S, Courbebaisse M, Lepicard E M, et al. Assessment of hydration status in a large population [J]. Br J Nutr, 2015，113(1)：147－158.
[5] Cader R A, Ibrahim O A, Paul S, et al. Left ventricular hypertrophy and chronic fluid overload in peritoneal dialysis patients [J]. Int Urol Nephrol, 2014，46(6)：1209－1215.
[6] Guo Q, Yi C, Li J, et al. Prevalence and risk factors of fluid overload in Southern Chinese continuous ambulatory peritoneal dialysis patients [J]. PLeS One, 2013，8(1)：1－10.
[7] 许义，汪小华，黄玉华，等. 持续非卧床腹膜透析患者容量管理现状及其影响因素研究[J]. 中国护理管理，2016，16(1)：34－38.

病例 26 目标数值管理模式在容量超负荷中的应用

病史概述

患者男性，31岁。患者2010年发现蛋白尿，未就诊，2015年体检发现血肌酐158 μmol/L，后门诊随访，2017年3月血肌酐升至922.1 μmol/L，于2017年4月开始腹透，治疗方案CAPD 1.5%腹透液2 L×4次，4 h/次。门诊随访期间，患者依从性较差，时常自行腹透时减量，体重、血压记录不全。2017年11月因水肿、胸闷住院治疗，予氯吡格雷、单硝酸异山梨酯治疗，调整腹透方案CAPD 2.5% PD液2 L×2次，1.5%腹透液2 L×3次/d，3 h/次。

发生的主要问题

容量负荷过重。

治疗与护理

详见表26－1。

表 26-1　治疗与护理经过

时间	方案	超滤量(ml)	尿量(ml)	血压(mmHg)	体重(kg)	备注
2017 年 4 月	CAPD 1.5%PD 液 2L ×4 次/d，4 h/次	300	1 000	122/84	106	
2017 年 5 月						Kt/V 2.1 Ccr 85.08 L/(w · 1.73 m^2)
2017 年 6 月	CAPD 1.5%PD 液 2L ×4 次/d，4 h/次	400	700	170/100	112	嘱限盐限水
2017 年 8 月	CAPD 1.5%PD 液 2L ×4 次/d，4 h/次	600	1 500	160/100	114	加利尿剂托拉塞米 20 mg 静脉推注，每日 1 次 Kt/V 1.49 Ccr 59.17 L/(w · 1.73 m^2)
2017 年 10 月	DAPD 2.5% PD 液 2L×2 次+1.5% PD 液 2L×3 次/d，3 h/次	400	1 400	未检测	115	更改方案
2017 年 11 月	DAPD 2.5% PD 液 2L×5 次/d	1 600	50	140/101	96.58	更改方案
2017 年 12 月	DAPD 2.5% PD 液 2L×2 次+1.5% PD 液 2L×3 次/d，3 h/次	800	50	148/110	94.58	更改方案
2018 年 1 月	DAPD 2.5% PD 液 2L×1 次+1.5% PD 液 2L×3 次/d，3 h/次	500	50	150/80	95	自行减 1 袋透析液 Kt/V 1.15 Ccr 36.61 L/(w · 1.73 m^2)
2018 年 5 月	未按医嘱规律透析	600	50	142/93	93	Kt/V 1.29 Ccr 38.05 L/(w · 1.73 m^2) 透析不充分改为血透治疗

临床转归

2018 年行腹透评估充分性差，改为血液透析治疗。

护理经验与体会

腹透是治疗终末期肾脏病的重要替代治疗方法之一，其主要特点是安全简便、易于操作、费用相对较低。腹透过程中容量负荷增加是较常见的现象，进行透析治疗基本目的是为了保持患者体液处于平衡状态，然而此类患者普遍存在液体失衡，增加合并心血管疾病的风险。容量负荷增加及左心室肥厚间具有紧密关系。其中,负荷明显提高的原因在于水、盐摄入量明显增加,而清除能力不够;多数患者存在营养不良和低蛋白血症情况;患者腹膜超滤能力显著减退,导致其水通道蛋白功能显著减退。容量负荷增加不仅会增加心血管事件,加重患者营养不良,同时也是导致腹透患者退出及死亡的重要因素。

近年随着慢性疾病自我管理理论的提出,腹透患者自我管理行为与营养状况、生活质量的改善及预后的关系也逐渐备受关注。自我管理能力理想的患者,营养状况更好。这可能由于自我管理行为高的患者,负荷容量控制更理想,因此营养丢失越少。此外,自我管理好的患者其对疾病与营养的关系认识更加深刻,能更主动参与到饮食管理中,进而改善其营养状况。经过对该患者的护理观察得到以下护理体会:

1. 体重 · 评价液体状态短期变化的最好方法是测量体重。国际腹透学会用"目标体重"或"理想体重"来判断容量状态是否正常,通过确立患者的目标体重,来评估患者的容量负荷,强调患者容量负荷处于生理状态下的体重,即血压、心脏正常时,无水肿时的体重。具体方法是先确定患者的目标体重,并每天监测,对照目标体重判断体内容量变化:当体重超过目标体重时,须严格关注液体及盐的摄入量;而对体重未达标者可适当放宽液体及盐的摄入。此法简单实用,且无需额外增加患者的经济负担,但以下因素会影响其准确性:体重测量时,患者体内含有透析液;目标体重可随时间、季节而变化;糖尿病和老年患者中肌肉蛋白分解,肌肉总量逐渐下降;体重状况可能掩盖因细胞外水肿导致的营养不良,而营养失调是该群患者常见且严重的并发症。因此,护士应定期评估患者的"理想体重",并与其他容量状态的评估方法结合使用,以提高其准确性。

2. 血压 · 血压是反映机体容量负荷状态的重要信号,尤其是在限水、限盐或增加腹膜透析超滤量后,血压能否恢复正常更能佐证这一病理生理变化。

3. 限制水盐摄入 · 增加水盐摄入是导致腹透患者容量超负荷的主要原因。

4. 保护残余肾功能 · 残余肾功能是指肾脏受损后,健存肾单位清除毒素、调节水电解质、酸碱平衡及内分泌的功能。良好的残余肾功能对腹透患者血压及容量调节的作用是无可取代的。

5. 保护腹膜功能 · 定期评估腹透患者的腹膜转运功能,制订充分、合理的个体化透析方案,保持透析充分性,对改善容量超负荷具有指导意义。使用高渗透析液可减轻腹膜透析患者的容量超负荷症状,但不益于腹膜功能的保护。

专家点评 · 宋亚香

腹透是终末期肾脏病患者改善氮质血症、纠正液体平衡紊乱的重要措施之一,良好的容量控制是保证腹透长期顺利进行的必要条件。长期容量超负荷状态可导致高血压、左心室肥厚、心功能不全等，同时促进炎症、营养不良的发生，增加死亡率。导致容量超负荷的病因主要有两个方面，超滤因素及非超滤因素。非超滤因素包括：液体摄入过多、患者依从性差、残肾功能丢失、透析处方未及时调整、机械性因素。超滤因素包括：原发腹膜高转运、腹膜炎、长期透析后腹膜转运特性转变为高转运、有效腹膜交换表面积减少，如腹膜广泛粘连，腹膜硬化、腹膜淋巴重吸收率增加、腹膜血流量减少等。据文献报道，37.8%的膜透患者容量超负荷。发病后的临床表现为：患者出现超滤量明显减少、不能解释的体重增加、水肿、高血压或有心力衰竭的症状就是有明显的容量超负荷。针对容量超负荷的患者，我们可以做以下预防：严格液体管理、及时调整腹透液浓度、缩短留腹时间、APD等方法加强超滤，做好容量指标的监测、控制血糖、加强患者及家属的健康教育，做到量出为入，每日的入量应为前一日的尿量＋超滤量＋隐形失水量(约 500 ml)，从而解决患者容量超负荷的问题。

本病例中的患者因依从性差导致容量超负荷、透析充分性不佳，最终出现腹膜透析技术失败。对此我们进行反思，认为除了对患者加强宣教，临床上采用多种指标综合判断评估腹透患者容量状态同样重要。除外血压、体重、水肿情况等，可采用例如：生物电阻抗技术、脑钠肽水平等协同评估，以期更早预测患者并发症，制定个体化容量控制方案，更好地改善患者预后。

（樊晶晶）

参考文献

[1] 李建东，俞雨生. 腹膜透析患者容量负荷变化的病理生理特点[J]. 肾脏病与透析肾移植杂志，2009，18(1)：81-84.
[2] 任文洁，张霁亮，黄燕林，等. 护理干预对腹膜透析患者容量负荷及容量自我管理的效果评价[J]. 世界最新医学信息文摘，2018，12：255-256.
[3] 朱红霞，王秋萍，朱秋香，等. 腹膜透析患者容量负荷与生活质量的相关性研究[J]. 医院管理论坛，2018，06：48-51.
[4] 李峰，方炜，严豪，等. 腹膜透析患者容量负荷的相关影响因素研究[J]. 上海交通大学学报(医学版)，2017，06：787-791，786.
[5] 房莉莉，赵红文，洪敏. 腹膜透析患者容量负荷影响因素及其与残余肾功能及尿素清除指数的关系[C]//中国中西医结合学会肾脏疾病专业委员会. 2016 年中国中西医结合学会肾脏疾病专业委员会学术年会论文摘要汇编. 中国中西医结合学会肾脏疾病专业委员会，2016：1.
[6] 柳化霞，姜埃利，魏芳，等. 腹膜透析患者容量负荷影响因素分析[J]. 中国城乡企业卫生，2015，02：130-131.

病例27 人体成分分析仪在腹透患者容量管理中的应用

病史概述

患者男性，39岁，2018年2月27日，门诊以“慢性肾衰竭”收治入院，检查示：尿素55.5 mmol/L，血肌酐1 686 μmol/L，二氧化碳结合力20 mmol/L，血红蛋白65 g/L，白蛋白22 g/L，脑利钠肽(brain natriuretic peptide，BNP)>2 000 pg/ml。行双肾B超示：双肾缩小，结构不清。门诊以“慢性肾衰竭”收治入院，2018年3月1日在局麻下行腹透导管置入术，2周后开始腹透。2019年6月5日晨起活动后出现头痛、左侧肢体无力、口齿不清，伴流涎、口角歪斜，无黑矇，无意识障碍。立即送往医院，测血压为225/126 mmHg，查头颅CT示右侧基底节区脑出血，急诊给予脱水、止血等治疗后转入神经内科，入院后给予一级护理，心电监护，报病重，急查血常规、肝肾功能、电解质、心肌酶、床旁B超等。肾内科会诊给予床边自动腹膜透析机(automated peritoneal dialysis，APD)加强超滤。2019年6月18日患者脑出血得到控制，转入肾内科进行进一步治疗。入科后急查胸部CT(一)、头颅CT(一)及血生化，实验室检验示：血红蛋白：65 g/L，白细胞计数：12 000×10^{6}/L，中性粒细胞占比：80%。白蛋白：22 g/L，血肌酐：1 686 μmol/L，尿素氮：72 mmol/L，尿酸：780 μmol/L，钾：6.0 mmol/L，钠：125 mmol/L，BNP：26 900 pg/ml。

发生的主要问题

①双肺炎症，双侧胸腔积液；②腹腔积液；③心脏增大，心包积液；④贫血。

治疗与护理

该患者为CKD-5D期尿毒症患者，由于无尿且大量液体摄入，导致患者出现严重的容量负荷过重。给予人体成分分析仪(BCM)对患者进行容量及营养评估，医护联合设定超滤目标并制定有效的干预方案，清除体内多余水分，腹透责任护士每天记录出入量，同时进行APD数据后台汇总及监测，并强化健康宣教。

临床转归

经过有效治疗，患者容量负荷及营养情况得到显著改善，OH(多余水分)由13.4 L

下降为 1.7 L；体重由 94 kg 下降到 75.3 kg；血压由 220/120 mmHg 下降到 134/80 mmHg，水肿明显好转，后转入康复医院进行康复治疗，出院后定期随访，目前该患者恢复情况良好。

护理经验与体会

1. 利用 BCM 对腹透患者容量监测 · 2019 年 6 月 18 日转入肾内科后，患者重度水肿，膝关节以上凹陷性水肿伴血压升高，血压为 220/120 mmHg，出现气急、喘憋、无法平卧等心力衰竭表现，同时体重较前增长近 10 kg；

辅助检查：影像学检查提示“患者大量胸腔积液、腹腔积液、心包积液”；生物学血清标志物 BNP＞2 000 pg/ml；应用 BCM 进行容量评估，根据客观评估结果及时调整 APD 治疗方案。

2. BCM 测量方法及相关注意事项 ·

（1）使用方法：①对患者要求：测量前将患者与心电监护等电子设备断开连接。上臂不能接触身体。腿和脚分开 12°，确保患者的胳膊和腿完全分开。②上肢：远心端电极（红色）手背面的指关节上；近心端电极（黑色）腕关节中线。③下肢：远心端电极（红色）脚背面脚趾关节上；近心端电极（黑色）脚踝中线。④输入患者年龄和每日实际体重（血透患者为透后体重，腹透患者为干腹体重）。

（2）注意事项：①让患者平卧 5～8 分钟，使体内水分平衡；②测量前要求患者撤除身上的导电物品，不可以接触金属物品；③不能对装有植入式纤颤器或起搏器、支架或心脏装有金属缝合材料的患者进行测量；④不能将电极放在皮肤破溃的部位；⑤腹透患者设置的体重须为干腹体重。

3. 严格控制水分摄入 · 2019 年 7 月 5 日责任护士观察患者水肿无明显改善，BCM 容量评估提示：OH（多余水分）为 14 L。患者体内水分有明显增加，责任护士查找原因，通过分析，原因如下：①由于患者长期卧床，营养状况差，输注大量营养液，如：脂肪乳、氨基酸、极化液等，导致患者水分摄入过多；②家属更换频繁，摄入食物、水等交接班不清楚，导致记录出入量不准确；③大量胸腔积液及心包积液 BCM 机器无法测出，（有可能）后期此部分水分陆续分到四肢被测出。责任护士对家属进行容量相关知识的宣教，指导家属使用有刻度的杯子，限制盐的摄入。加强健康教育，水分摄入还包括隐形水分，如饺子、粥、面条等。责任护士每天准确记录出入量并汇报给医师。每周一、三、五大宣教要求家属必须参加，并且营养师为患者制定个体化的营养方案。

4. 密切观察病情变化 · 责任护士根据处方更改对患者和家属进行健康教育，要求患者和家属配合，严格控制入水量，并且准确记录。医护建立微信群，就该患者病情进行讨论，及时调整治疗方案。由于大量水分的清除，容量负荷减轻，密切关注患者营养状况，血红蛋白由65 g/L上升到100 g/L，血白蛋白22 g/L上升到32 g/L。关注患者心理护理及偏瘫肢体肌力恢复情况，具体处方调整、调整原因、血压容量变化见表27－1。

表27－1　处方调整、调整原因、血压容量变化

日期	处方	超滤量 ml/d	体重 kg	血压 mmHg	OH（多余水分）	调整处方原因分析
2019年6月18日	CAPD：2.5% PD_4 8 L＋1.5% PD_4 2 L；1 900 ml/2小时	1 300	94	220/120	13.4 L	容量负荷过重
2019年6月19日	APD：NIPD 2.5% PD_4 15 L，1 900 ml/2小时	1 800	90.2	171/85	11.6 L	出现心力衰竭症状
2019年6月20日	CRRT	10 000	86.3	192/101	14 L	心力衰竭明显，意识模糊
2019年7月5日	APD：NIPD 2.5% PD_4 15 L，1 900 ml/2小时	2 500	81	161/76	12.4 L	患者血压有所下降，病情平稳给予APD
2019年7月15日	处方同上	2 300	79.6	152/73	11 L	/
2019年7月25日	处方同上	2 200	77.5	150/82	8.5 L	/
2019年7月29日	APD：NIPD 1.5% PD_4＋2.5% PD_4 10 L，1 900 ml/2小时	1 700	74	121/80	4.8 L	患者体重靠近干体重导致血压下降
2019年8月2日	同上	1 000	72.5	134/80	3 L	/
2019年8月6日	同上	960	74.5	106/72	2.4 L	血压平稳，体重接近干体重
2019年8月10日	同上	1 060	75.3	134/80	1.7 L	患者稳定转入康复医院，该处方为后期在康复医院处方

5. 远程监测并进行处方调整・8月10日，OH（多余水分）为1.7 L，由于BCM的容量评估的正常范围值为±1 L，因此该患者容量负荷接近正常，患者的一般情况平稳，出现双下肢及眼睑水肿消失，可平躺，容量负荷过重相关问题已得到缓解，患者意识清晰，可自主进行功能康复训练，转入康复医院并应用远程APD进行腹透，医护人员对患者远程监控APD后台数据进行监测（图27－1），动态调整腹透方案，嘱患者定期进行BCM容量评估（图27－2），如发现问题，及时联系医师调整腹透处方。

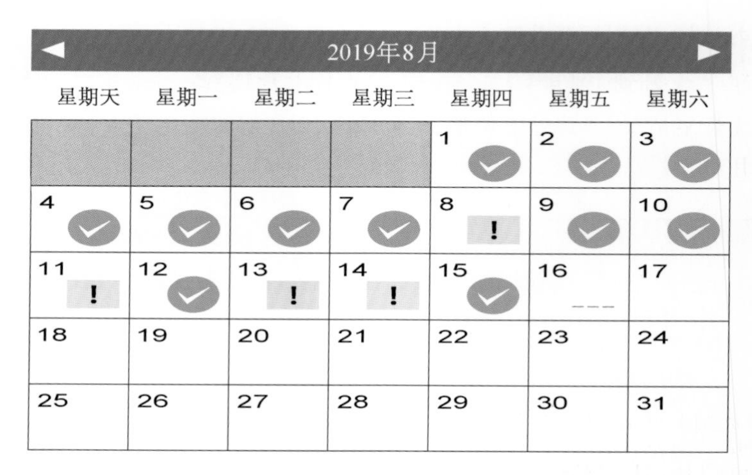

图 27－1 Homechoice Claria 远程监控

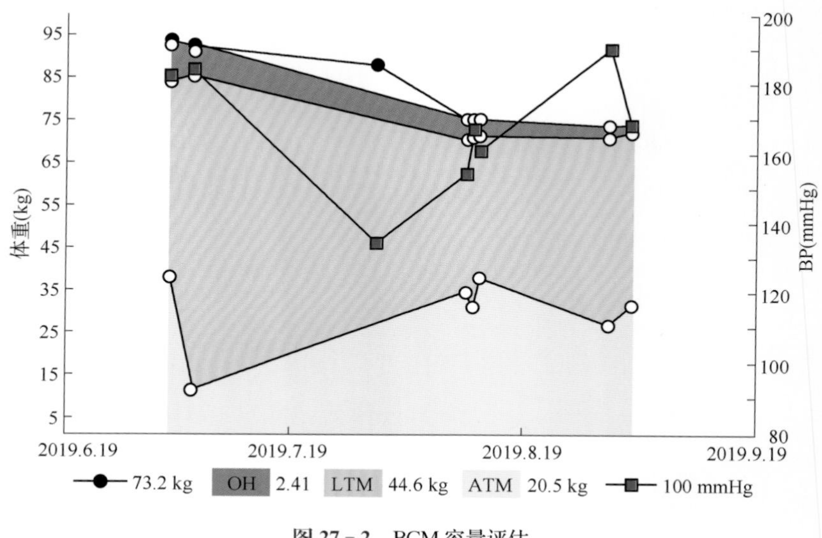

图 27－2 BCM 容量评估

专家点评

邢小红

腹透患者合并脑出血卧床状态，当出现容量负荷过重时，很难通过常规称量体重、观察水肿程度等方式量化多余水分。BCM 具有无创、安全、简易、快捷、可重复操作及量化的优点，通过测定电阻和电抗分析人体成分、评估患者容量负荷，目前临床最有应用价值和前景。应用 BCM 对患者进行容量评估，指导治疗方案调整的同时，提高了护理管理质量，在促进患者康复、增强医护患感情方面起到了非常重要的作用。BCM 在本病例中如果能结合营养评估，并用于营养改善指导，相信会有更好的治疗效果。Homechoice Claria 远程监测系统，较以往的 APD 居家治疗，具有远程监控优势，可以通过远程数据分析，了解患者治疗是否顺利，以及患者的依从性，同时可远程调整处方，在大数据的时代，同样会有较好的应用前景。

（宫婵娟　邢小红）

参考文献

[1] 魏霞，万承贤，柯红，等. 健康教育及个体化培训对腹膜透析患者依从性的影响[J]. 中国老年保健医学，2017，15(3)：95-97.
[2] 张薇，包蓓艳. 生物电阻抗分析法在慢性肾脏病中的研究[J]. 现代实用医学，2018，11：141-143.
[3] 任文洁，黄燕林，文艳芳，等. 护理干预对腹膜透析患者容量负荷及容量自我管理的效果评价[J]. 世界最新医学信息文摘，2018，18(12)：255-256.
[4] Santhakumaran T, Samad N, Fan S L. Hydration status measured by BCM: A potential modifiable risk factor for peritonitis in patients on peritoneal dialysis [J]. Nephrology, 2016, 21(5): 404-409.

第 4 章
钙磷代谢紊乱

病例 28 腹膜透析治疗中出现钙化防御的护理

病史概述

患者女性，34 岁。2006 年 4 月因慢性肾小球肾炎、慢性肾脏病 5 期于我院行腹透导管置入术，术后给予腹透（CAPD，1.5% PD_2 2 L×3 袋/d），2014 年透析方案为 CAPD，2.5% PD_2 2L×4 袋/d，无糖尿病史。患者自 2014 年起反复出现双下肢皮肤淤青、溃烂结痂，外院就诊为“血管炎”，对症治疗有所缓解。2015 年再次出现皮肤淤青、溃烂症状，累及腹部、双下肢、后背，对症治疗无明显好转。2016 年 6 月症状加重，入院治疗。

体格检查

体温 37 ℃，脉搏 90 次/分，呼吸 20 次/分，血压 140/100 mmHg。神志清楚，精神尚可，左上肢、肩部、双侧腰部、背部可见散在多处约 5cm×5cm 大小血痂，双下肢破溃伴脓性液体渗出（图 28－1），浅表淋巴结未及肿大。

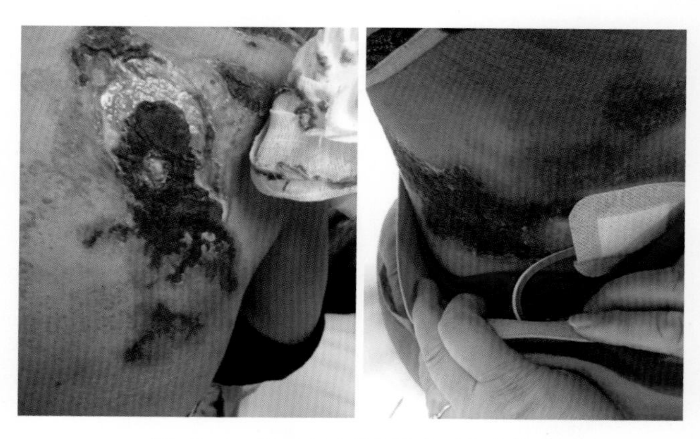

图 28－1 2016 年 6 月入院当天皮肤情况

辅助检查

血钙：1.95 mmol/L，血磷：1.10 mmol/L，白蛋白：21.9 g/L，PTH：911.6 pg/ml。胸部及腹部 CT 提示胸腹壁及腹腔内广泛血管壁钙化（图 28－2）。

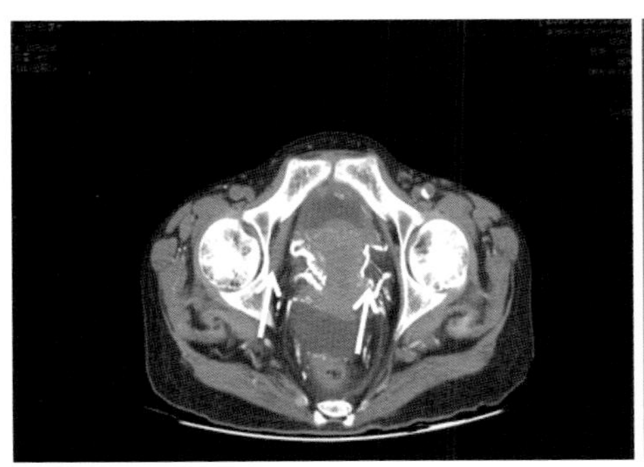

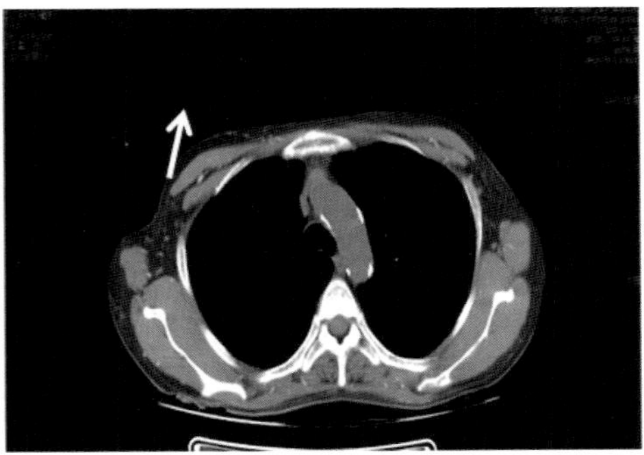

图 28-2　胸部及腹部 CT

颈部超声：甲状腺回声增粗，双侧甲状旁腺区低回声结节，双侧颈部未见明显淋巴结肿大。甲状旁腺同位素扫描提示甲状腺双叶下及后方软组织密度结节，考虑甲状旁腺增生。

腹透期间钙、磷和 PTH 水平情况如图 28-3 所示。

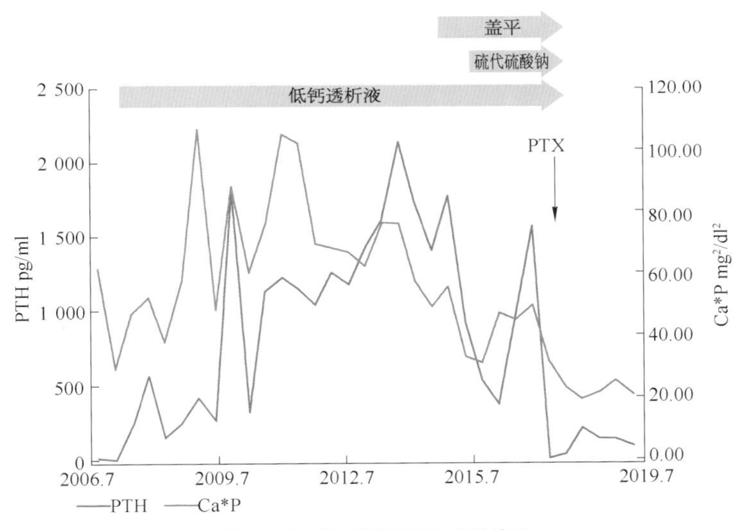

图 28-3　钙、磷和 PTH 水平情况

发生的主要问题

尿毒症性小动脉钙化症，慢性肾脏病矿物质及骨异常，尿毒症。

治疗与护理

(1) 患者在 2007 年 1 月份出现高钙、高磷，即刻调整为低钙透析液。

(2) 使用活性维生素 D_3 控制继发性甲状旁腺功能亢进效果不佳，合并高钙血症、高磷血症，给予西那卡塞口服。

(3) 诊断尿毒症性小动脉钙化症后，静脉滴注硫代硫酸钠(3.84 g/d)治疗。

(4) 2016 年 12 月 23 日行甲状旁腺切除＋种植手术。

(5) 使用舒普深抗感染治疗，在皮损治疗过程中每日换药 2 次：先用生理盐水湿敷使痂皮软化，然后用无菌剪刀修剪痂皮暴露伤口，再用聚维酮碘消毒，用凡士林油纱外敷，无菌纱布覆盖。

临床转归

手术后 PTH 水平理想，钙磷水平控制显著改善，皮损愈合(图 28－4)。

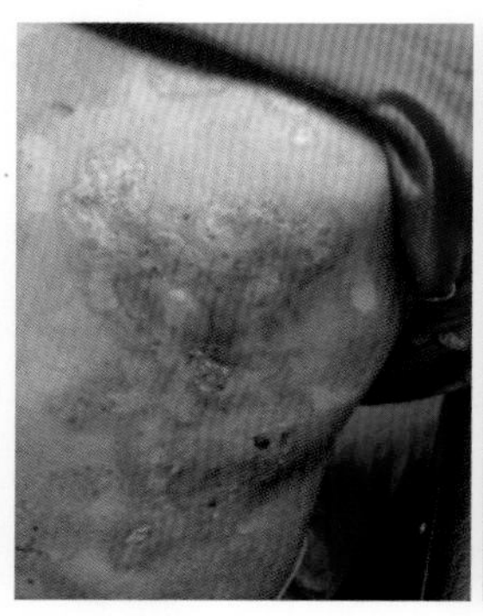
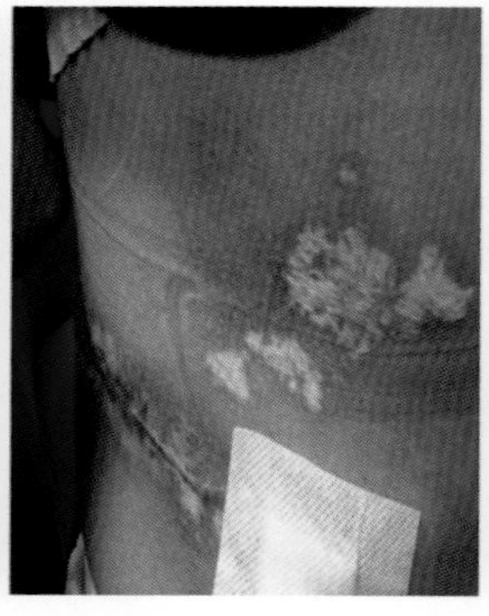
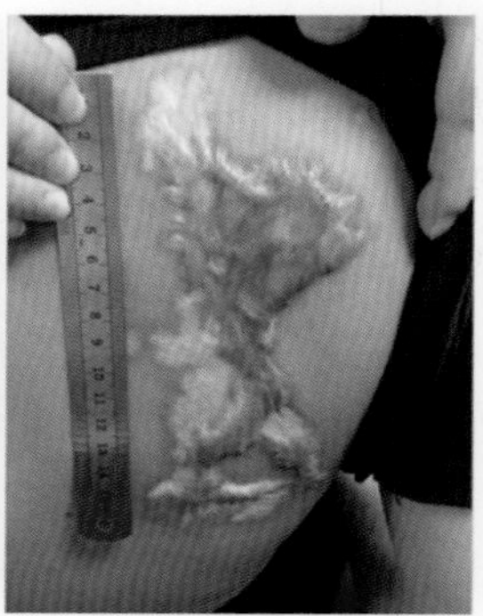

图 28－4　术后皮肤愈合情况

护理经验与体会

(1) 最大限度减少慢性肾脏病矿物质及骨异常、尿毒症性小动脉钙化症的诱发因素。

1) 加强饮食宣教，限制高磷食物，包括动物内脏、豆类、坚果、菌菇、加工食品等。肉类切丝或切块，焯水后再烹饪，可减少其中的磷含量。购买包装食品时，查看配料表和营养成分表，尽量避免含“磷”成分的食物。

2) 避免过量食用高钙食物，包括奶类及奶制品、豆类、海带、紫菜、虾皮、动物骨骼、菌菇、坚果、蛋黄等。

3) 避免或减少含钙的磷结合剂的使用，建议使用不含钙的磷结合剂药物如司维拉姆、碳酸镧等,并告知患者正确服用方法。

4）使用生理钙透析液。

5）定期复查血钙、磷、甲状旁腺激素水平。

（2）发生尿毒症性小动脉钙化症、皮肤出现溃烂时,必须进行积极有效的换药护理并积极抗感染治疗,当皮肤愈合后可用尿素软膏涂擦皮肤,避免皮肤干燥。

（3）对于难治性继发性甲状旁腺功能亢进,需进行甲状旁腺切除术,术后应监测、防治低血钙,避免低钙血症诱发心律失常。根据血钙水平选择钙剂、活性维生素 D_3、标准钙浓度腹透液。

（4）加强营养支持治疗,保持最佳的营养状态,提高机体抵抗力。

专家点评

顾爱萍

钙化防御是一种以系统性小动脉钙化和组织缺血坏死为特征的致命性血管性疾病,多见于接受透析的终末期肾病患者,因此又称为钙性尿毒症性小动脉病。导致钙化防御的原因很多,包括高磷血症、高钙血症、甲状旁腺功能亢进、糖尿病、肥胖、药物影响(钙剂、华法林及激素等)、高凝状态、低蛋白血症等。典型的临床表现为剧烈疼痛的皮肤损害,早期的症状为局限性的红斑、紫斑或网状青斑,逐步发展为皮肤溃疡或焦痂,进展到后期皮肤会坏死、坏疽甚至肢端脱落,而败血症是导致死亡的主要原因。目前诊断主要依靠典型的临床表现,皮肤活检是诊断的金标准。预防措施主要包括控制甲状旁腺水平、血钙及血磷。治疗需要多个学科联合,包括伤口换药、控制疼痛、改善钙磷代谢紊乱、调节透析方案等多个方面。药物治疗方面,以硫代硫酸钠为主的综合治疗对钙化防御的患者有较好的疗效。

该病例中的患者在腹透8年后出现典型的皮损表现,同时胸腹壁及腹腔内广泛血管壁钙化,考虑患者伴有显著的继发性甲状旁腺功能亢进,积极予以药物治疗,但效果欠佳,即行甲状旁腺切除+种植手术,并予以硫代硫酸钠治疗,同时对皮损进行积极有效的护理使患者获得较好的治疗结局。

（李　娜　顾爱萍）

参考文献

［1］Chinnadurai R, Huckle A, Hegarty J, et al. Calciphylaxis in end-stage kidney disease: outcome data from the United Kingdom Calciphylaxis Study [J]. J Nephrol, 2021, doi: 10.1007/s40620-020-00908-9.

［2］Harris C, Kiaii M, Lau W, F, et al. Multi-intervention management of calcific uremic arteriolopathy in 24 patients [J]. Clin Kidney J, 2018,11(5): 704-709.

［3］Nigwekar S U. Calciphylaxis [J]. Curr Opin Nephrol Hypertens, 2017,26(4): 276-281.

[4] McCarthy J T, El-Azhary R A, Patzelt M T, et al. Risk factors, and effect of treatment in 101 patients with calciphylaxis [J]. Mayo Clin Proc, 2016,91(10): 1384-1394.
[5] Nigwekar S U, Kroshinsky D, Nazarian R M, et al. Calciphylaxis: risk factors, diagnosis, and treatment [J]. Am J Kidney Dis, 2015,66(1): 133-146.

病例 29 腹膜透析患者钙化防御足部破溃的护理

病史概述

患者男性，68 岁，梗阻性肾病进展至终末期肾病，2006 年 4 月 17 日局麻下行腹透导管植入术，2 周后开始腹透治疗。就诊前严格按 CAPD 方案(1.5%低钙透析液 2 L 每 4 小时 1 次×3+2.5%低钙透析液 2 L 夜间留腹)，超滤量 800～1 000 ml/d，尿量 100 ml/d。2006 年 8 月至 2016 年 6 月长期口服骨化三醇胶丸(罗盖全)每天 0.25 μg，甲状旁腺激素维持在 554 pg/ml 左右，血钙 2.45±0.37 mmol/L，血磷 1.56±0.26 mmol/L。2016 年 6 月患者甲状旁腺激素上升至 1 634 pg/ml，血钙 2.9 mmol/L，血磷 1.82 mmol/L，故停用罗盖全改为西那卡塞每天 50 mg，司维拉姆每天 800 mg 口服，2018 年 11 月患者无明显诱因出现右足足底皮肤破溃，伴瘙痒，无畏寒、发热等；尿量、腹透超滤量未改变。

体格检查

体温 36.5 ℃，脉搏 80 次/分，呼吸 20 次/分，血压 130/70 mmHg，BMI 23.8 kg/m^2。神志清楚，精神可，全身皮肤未见出血点、黄染，浅表淋巴结未及肿大。全腹平软，无肌卫、无压痛、无反跳痛，肠鸣音正常。四肢活动正常。右足底可见皮肤破溃、足背动脉搏动存在。

辅助检查

血常规：白细胞计数 8.2×10^9/L，中性粒细胞占比 79.2%，血红蛋白 125 g/L，血小板计数 267×10^9/L。

血生化：白蛋白 26 g/L，尿素 23.4 mmol/L，肌酐 1 052 μmol/L，尿酸 359 μmol/L，血钙 2.41 mmol/L，血磷 1.67 mmol/L；PTH 1278.9 pg/mL，25-OH-VitD 11.80 nmol/L。

足底创面分泌物培养示：金黄色葡萄球菌生长。

影像学检查：

下肢血管 Doppler 超声示：双侧下肢动脉斑块形成，双侧下肢股、腘静脉血流通畅。

胸部 CT 示：两肺散在斑片条索影，拟慢性炎症；纵隔、肺门淋巴结增多，主动脉管壁及冠脉硬化，二尖瓣区高密度影，双侧胸膜增厚(图 29－1)。

上腹部 CT 示：双肾萎缩，双肾多发结石及囊性灶；腹主动脉及其分支钙化(图 29－2)。

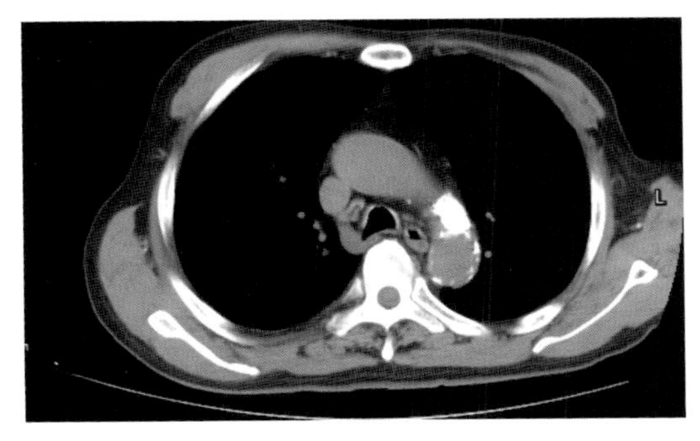

图 29－1　胸部 CT

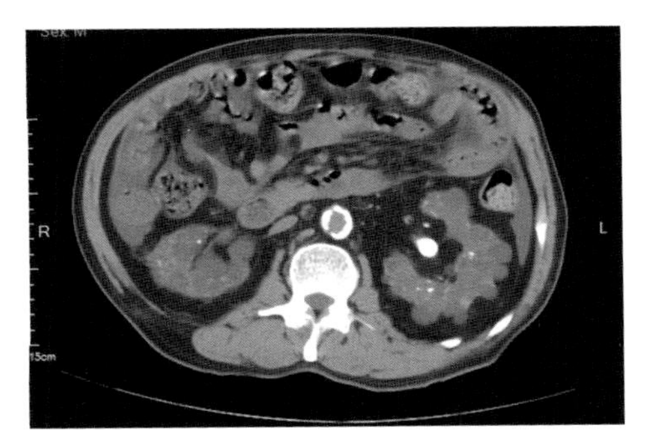

图 29－2　上腹部 CT

盆腔 CT 示：左输尿管中下段走行区高密度影，结石待排，膀胱多发小结石，膀胱壁略厚，部分小肠及结肠肠壁钙化；盆腔多发钙化；前列腺及双侧精囊腺多发钙化；盆腔血管壁广泛钙化(图 29－3)。

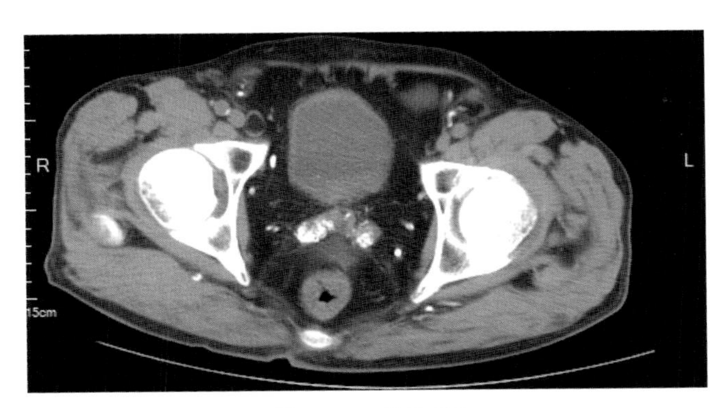

图 29－3　盆腔 CT

颈部 B 超示：双侧甲状旁腺区低回声团块。

甲状旁腺同位素扫描示：左侧甲状腺上极后方、下极下方结节，右甲状腺后方结节，MIBI 摄取阳性，考虑甲状旁腺腺瘤可能。

发生的主要问题

慢性肾脏病矿物质和骨异常(CKD－MBD)，钙化防御(钙性尿毒症性小动脉病)，继发性甲状旁腺功能亢进，甲状旁腺腺瘤，甲状腺结节。

护理经验与体会

钙化防御是较为罕见的血管钙化性疾病，在维持性透析患者中会有少量的发现，该病常致患者截肢、残疾甚至因为皮损感染引起脓毒血症而死亡。故需早期发现，积极寻找病因，预防为主。患者在门诊使用贝前列腺素改善微循环，达肝素钠预防血栓，百多邦外用，创面修复门诊每天 2 次换药，治疗 10 天效果不佳收治入院。入院后给予西那卡塞 50 mg/d，盐酸司维拉姆 1.6 g/日，1.5%低钙腹透液 2 L 每 4 小时 1 次×4 次+2.5%低钙腹透液 2 L 夜间留腹，前列地尔 20 μg/d 改善微血管，硫代硫酸钠 5 120 mg 静滴每周 3 次，共 2 周(总共 6 次)，抑制、逆转血管钙化，创伤修复中心伤口换药每周 3 次，硝苯地平控释片 30 mg/d 控制血压(替换原本服用的氨氯地平，降低药物中含磷的比例)。

• 护理要点

1. 积极的伤口护理与控制疼痛・伤口护理是钙化防御治疗非常重要的一个环节，因为创口较大易发生感染，一旦感染严重进展为脓毒血症可导致患者死亡。患者伤口创面较大并伴有感染，我科协同烧伤科共同进行伤口护理，给予每周 3 次伤口换药，皮损处用磺胺嘧啶银软膏外用，经过 1 个月治疗后伤口愈合，感染得到控制(图 29-4)。研究表明，多学科的共同参与有助于伤口愈合。

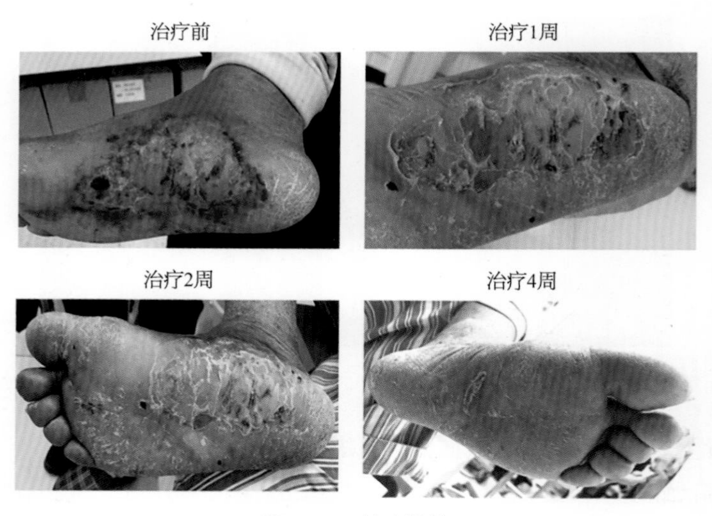

图 29-4 治疗效果

2. 氧疗・由于皮下组织小血管钙化，缺血缺氧导致组织坏死，有研究证实高压氧治疗有助于恢复组织的氧合并促进愈合。

3. 减少食物中的含磷量・营养师制定饮食计划，每日磷的摄入控制在 800～

1 000 mg/d。

4. 减少药物磷摄入・使用不含钙的磷结合剂如盐酸司维拉姆、碳酸镧，选择不含磷的降压药物。

5. 专科护士对患者进行磷知识的再培训・内容包括高磷的危害，降磷药物的正确使用，低磷食物的选择，如何制作低磷食物，如何查看食物的标签等。

6. 增加透析的充分性・透析剂量由原来的 8 L/d 改为 10 L/d，增加毒素清除，护士需每天准确记录出入水量，了解透析状况，及时发现问题，调节透析处方。

7. 防跌倒・患者伴有慢性肾脏病矿物质和骨异常，骨质疏松的风险较高，因此，需关注患者跌倒的风险，外出需有工勤或护理人员陪同，不要穿拖鞋外出，需穿轻便防滑的鞋。关注血压、血钾、血钙、血磷的变化，防止因低血压、低血钾、钙磷代谢紊乱而导致的跌倒。

专家点评・

徐　天

钙化防御(calciphylaxis)亦称钙性尿毒症性小动脉病(calcific uremic arteriolopathy，CUA)，病理特征为全身性小动脉中膜钙化，可导致缺血和皮下坏死。在透析患者中发病率为 1%～4%，是罕见但严重的并发症，病死率可达 45%～80%，多死于缺血伤口感染导致的败血症。

钙化防御常因 CKD-MBD 控制不良引起。高钙磷乘积、高 PTH 及大剂量维生素 D 的使用，将直接或间接引起血管、皮肤及软组织异位钙化，钙化的组织弹性降低，导致血流缓慢，毛细血管闭塞，组织供血、供氧不足。其临床表现为剧烈疼痛的缺血性坏死，常发生在脂肪最丰富部位，包括腹部、臀部和大腿等，特征性病变为紫罗兰色的疼痛性斑块样皮下结节，可进展为缺血性/坏死性溃疡，继发感染的焦痂。临床诊断线索主要为典型的皮肤损害，可有 PTH、血磷、血钙和钙磷乘积的升高，但并非一定出现。皮肤活检是目前公认的诊断金标准，也可通过影像学检查来协助确诊，以排除引起钙化防御样皮损的血管性疾病。回顾该患者病史，历年来多次出现血钙增高，PTH 长期增高并伴有甲状旁腺腺瘤，甲状腺结节，血管壁多处钙化，皮肤活检示：小动脉肌肉层钙化(黑色)，具有裂缝假象，增厚的内膜使管腔变窄。

钙化防御主要的治疗方法首先是去除诱因，目前已知的危险因素有女性、肥胖、高磷血症、高钙血症、继发性甲状旁腺功能亢进、维生素 K 缺乏、华法林的使用及抗凝血酶缺乏症、蛋白 C 缺乏症等，因此，一旦怀疑钙化防御，尽量避免含钙磷结合剂及活性维生素 D、华法林等药物的大量使用。改变透析方案保证患者透析的充分性，将血磷、血钙、iPTH 控制在理想范围内。可以减少该并发症的出现。

(黄晓敏　张春燕)

参考文献

[1] 杨璨粼,刘秋玉,张晓良.透析患者钙化防御的治疗[J].肾脏病与透析肾移植杂志,2019,28(6):580-585.
[2] Nigwekar S U, Zhao S, Wenger J, et al. A nationally representative study of calcific uremic arteriolopathy risk factors [J]. J Am Soc Nephrol, 2016,27(11):3421-3429.
[3] An J, Devaney B, Ooi K Y, et al. Hyperbaric oxygen in the treatment of calciphylaxis: A case series and literature review [J]. Nephrology, 2015,20(7):444-450.
[4] 张春燕,汪知玉,杨俪,等."学校式"磷教育在腹膜透析高磷患者中的运用[J].内科理论与实践,2018,18(4):227-230.
[5] McCarthy J T, El-Azhary R A, Patzelt M T, et al. Survival, risk factors, and effect of treatment in 101 patients with calciphylaxis [J]. Mayo Clin Proc, 2016,91(10):1384-1394.
[6] 刘玉秋,倪海峰,马坤岭,等.早期表现为单发皮肤紫斑的钙化防御一例报告[J].中华肾脏病杂志,2018,34(7):553-554.
[7] García-Lozano J A, Ocampo-Candiani J, Martínez-Cabriales S A, et al. An update on calciphylaxis [J]. Am J Clin Dermatol, 2018,19(4):599-608.

病例 30 腹膜透析合并钙磷代谢紊乱的护理

病史概述

患者女性,54岁,诊断"糖尿病肾病15年,腹透4年",为评估病情入院。2004年患者诊断为"糖尿病肾病",随访过程中肾功能不全逐渐进展,2015年患者血肌酐>1 000 μmol/L,伴恶心呕吐,开始腹透治疗,方案为持续非卧床性腹膜透析(continuous ambulatory peritoneal dialysis, CAPD)1.5%腹透液2 L×4次/d,超滤量700~800 ml/d,尿量1 000 ml/d左右。2015年至2017年间患者出现关节骨痛不适,给予对症治疗。2018年8月患者出现视力下降,全身皮肤瘙痒、干燥不适。2019年2月皮肤瘙痒加重,当地医院查血磷偏高,将患者腹透方案调整为:CAPD 1.5% PD_4 2 L×3+2.5% PD_4 2 L×1/d,超滤量500 ml/d左右,尿量100 ml/d左右,继续在当地医院随访。3月患者症状未减轻,至医院就诊化验检查示:血磷2.77 mmol/L,血钙2.53 mmol/L,镁1.17 mmol/L,血钾3.3 mmol/L,尿素氮22.4 mmol/L,血肌酐1 125 μmol/L,白蛋白41 g/L,总铁结合力50.5 μmol/L,血清铁12.1 μmol,转铁蛋白饱和度24%,铁蛋白445.4 ng/ml,血红蛋白97 g/L,甲状旁腺素434 ng/L,于2019年4月2日收住肾内科治疗。

发生的主要问题

高磷血症,贫血。

治疗与护理

1. 维持原腹透方案 · CAPD(1.5% PD_4 2 L×3+2.5% PD_4 2 L×1),腹透超滤量500 ml/d,尿量100 ml/d。

2. 药物对症治疗 · 醋酸钙1 334 mg随餐服用(每天3次)、碳酸镧咀嚼片1 000 mg(每天3次)降磷;重组人促红细胞生成素5 000 IU(每周2次);氯化钾缓释片0.5 g(每天3次)补钾;门冬胰岛素降糖治疗。

3. 强化饮食宣教 ·

(1) 强调限磷饮食的重要性,了解食物中有机磷和无机磷的区别,给予患者食物成分表,指导患者查询各种食物的成分及磷的含量。对于高磷伴白蛋白低的患者,则需进食磷/蛋白比值低的食物。

(2) 指导患者进行每日饮食的记录,腹透护士通过对饮食日记的查阅,及时发现问题,提出指导意见,并进行跟踪。

4. 药物宣教 ·

(1) 磷结合剂的服用方法。由于患者服用了两种降磷药物且服用方法不同,因此,在平时患者很容易混淆。在每次服用降磷药时,需告知患者降磷药物随餐服用,醋酸钙无需咀嚼,但是碳酸镧需要充分咀嚼。

(2) 告知患者按时按量完成腹透和服用药物的重要性。

5. 评估腹透充分性及腹膜功能 · 充分性结果显示患者Kt/V值为2.26,总Ccr为41.06 ml/(min · 1.73 m^2)。腹膜平衡试验结果为低平均转运,维持原腹透方案。

临床转归

患者出院前(2019年4月10日)查血磷:1.33 mmol/L,甲状旁腺素:318 ng/L,主述皮肤瘙痒较前好转。

护理经验与体会

1. 正确服用药物 · 现有的磷结合剂均以增加肠道磷排泄为主,然而不同的药物磷结合效能不同,潜在副作用不一样。患者在服药时很容易混淆,导致没有正确服用而降低药物的治疗效果。腹透护士需要对患者所服用的药物进行宣教,让患者了解每个药物的作用及正确的服用方法(图30-1)。

2. 饮食宣教 ·《中国慢性肾脏病矿物质和骨异常诊治指南》中提到CKD G3a-G5D期患者,血磷超过目标值,建议应限制饮食磷摄入(800～1 000 mg/日),或联合其他降磷治疗措施(2D)。建议限制摄入蛋白质的总量,选择磷/蛋白比值低、磷吸收率低的食物,限

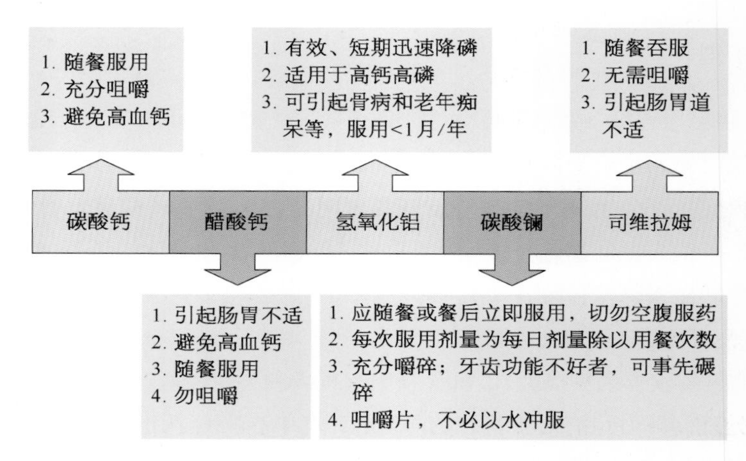

图 30-1 各类降磷药物的服用方法及注意事项

制摄入含有大量磷酸盐添加剂的食物(未分级)。CKD G5D 期患者，建议采用专业化的强化教育，改善血磷控制(2B)。

腹透护士应注重宣教的有效性及可行性：在日常工作中对于患者的饮食宣教除了理论知识的教育，更需要结合实际，充分利用食物模具，以便患者更好地理解与执行。同时根据患者可接受的程度循序渐进，从小目标开始，逐步达成。教会患者查阅食物成分表，以正确选择可摄入的食物。养成记录饮食日记的习惯，不仅可以督促患者按要求进行饮食，而且可以更好地了解患者的饮食状况，从而进行针对性的饮食宣教。

3. 严格遵守腹透方案·告知患者按时按量完成每次透析的重要性，不能随意更改腹透方案。

4. 腹透患者再教育及再评估·我们不仅需要对新入的腹透患者进行系统化的教育与考核，对于腹透多年的患者我们也要定期进行再教育，从而可以提醒他们时刻保持警觉性，不要忽视一些小细节，尤其是在随访过程中发现患者超滤量或者尿量减少、水肿、化验指标异常等情况时，应仔细询问患者，寻找原因，从而可以有针对性地给予患者个性化再教育。此外，定期举行患教会，把存在共性问题的患者召集在一起进行再教育，通过和透友之间的交流，大家取长补短，互帮互助，共同进步。

5. 新转入腹透患者的教育及评估·对于从其他中心转入的患者，给予再评估，通过全面地了解患者的情况，及时发现存在的问题，从而进行针对性的教育并在之后的随访中加强关注。

专家点评

朱彤莹

矿物质骨代谢紊乱(MBD)是慢性肾脏病(CKD)患者的常见并发症，已有多项研究提示其与CKD患者的心血管钙化、总体病死率等相关。高磷血症是CKD患者矿物质代谢异常的中心环节，有效控制高磷血症是防治CKD-MBD的关键之一。以低磷饮食(diet)、有效透析(dialysis)及合理使用磷结合剂(drug)相结合的"3D"原则是治疗高磷血症的主要方法。磷的主要来源是饮食，因此，控制饮食中磷的摄入对预防和治疗高磷血症非常重要。要做到有效的低磷饮食，必须结合切实可行的患者教育使之落到实处。要让患者了解磷的分布吸收规律，优化进餐的食物构成，除了有机磷更要减少无机磷的摄入，要选择磷/蛋白比低的动物蛋白(如蛋清、虾肉)及磷不易被吸收的植物蛋白(如豆腐)，杜绝进食含食品添加剂的食物，并通过改进烹饪方法减少磷的吸收。此患者Kt/V达标而Ccr偏低，实属个例，可能与饮食摄入过多，而溶质清除不足有关。在腹透患者中腹透对磷的清除是处理高磷血症的重要基石之一，在实现体内磷平衡中具有重要作用，对于磷的清除不能简单地用Kt/V来衡量，临床更需要关注腹透液对磷的清除，当出现不足时可通过改变透析策略，增加留腹量或交换次数以促进腹透对磷的清除。当饮食控制后血磷仍不达标，则需合理选择磷结合剂且正确服用。对于治疗高磷血症的"3D"原则，无论哪方面都与腹透护士对患者的教育密不可分，提高患者对疾病的认知，主动积极配合治疗，选择形式多样的患教工具，增加患者的感性认识，将行之有效的患者教育贯穿始终。同时在每一次随访过程中关注细节沟通，及时发现问题，给予患者个性化的再教育，以减少并发症，提高临床预后。

(陈望升　袁　立)

参考文献

[1] Daugirdas J T, Chertow G M, Larive B, et al. Effects of frequent hemodialysis on measures of CKD mineral and bone disorder [J]. J Am Soc Nephrol, 2012,23(4): 727-738.

[2] 刘志红. 中国慢性肾脏病矿物质和骨异常诊治指南[M]. 北京：人民卫生出版社：2019.

[3] Carrero J J. Mechanisms of altered regulation of food intake in chronic kidney disease [J]. J Ren Nutr, 2011,21(1): 7-11.

[4] 徐芳，李永霞，陈文莉. 饮食干预对腹膜透析患者的保护作用[J]. 临床肾脏病杂志，2016,16(11): 681-684.

[5] 蔡明玉，吴兴兰. 腹膜透析患者健康教育模式探讨[J]. 护理实践与研究，2016,13(5): 34-35.

[6] Kong X, Zhang L, Zhang L, et al. Mineral and bone disorder in Chinese dialysis patients: a multicenter study [J]. BMC Nephrol, 2012(13): 116.

[7] 付平，舒英. 慢性肾脏病矿物质与骨异常防治中的细节掌控[J]. 肾脏病与透析肾移植杂志，2015,24(5): 455-456.

第 5 章
特殊的腹膜透析治疗及并发症

病例 31 腹膜透析在急性肾衰患者中的运用

病史概述

患者男性，56 岁，于 2015 年 11 月 13 日无明显诱因出现头晕、乏力、干呕，自认为“感冒”，自行分次服用酚麻美敏混悬液（泰诺）7 片，晚间聚会饮白酒约 350 ml，次日出现高热，体温 39.8℃，就诊于某私人诊所，用药治疗不详。11 月 15 日出现全身皮肤湿冷，口唇发绀，意识不清，皮肤和巩膜黄染，到当地医院急诊，查血压 60/20 mmHg，肝功能受损（具体不详），血肌酐 1 055 μmol/L，当地医院考虑急性肝损伤、急性肾损伤，给予积极补液对症处理，血压逐渐恢复，11 月 19 日行右颈内静脉临时置管行床边 CRRT 治疗，隔日 1 次，共 3 次，患者神志恢复，出现少尿，尿量约 300 ml，肾功能指标未见明显好转，患者气急，不能平卧，病情危重，为进一步诊治于 11 月 25 转入我科。患者 1987 年诊断“糖尿病”，平时给予格列齐特等治疗，空腹血糖控制在 7 mmol/L 左右。平日吸烟 1 包/日，饮酒每日 1 斤白酒。

体格检查

入院时急性病容，血压 150/80 mmHg，神志清，皮肤略黄染，左侧鼻腔出血，右侧颈部可见一临时透析导管从皮下引出，出口处少量渗血，压迫止血效果差。双下肢膝关节处及双上肢前臂可见散在瘀斑。两肺呼吸音粗，闻及散在湿性啰音，心率 99 次/分，心律齐，腹部膨隆，肝脾胁下未扪及，移动性浊音阴性，双下肢水肿。

辅助检查

血红蛋白 75 g/L，谷丙转氨酶 40.9 U/L，谷草转氨酶 161.8 U/L，血清白蛋白 35.9 g/L，尿素氮 60.8 mmol/L，血肌酐 1 544.8 μmol/L，尿酸 885.8 μmol/L，血钙 1.65 mmol/L，血磷 3.995 mmol/L，甲状旁腺激素 27.72 pmol/L。凝血酶时间 16.5 秒，活化部分凝血酶时间 47.8 秒，D-二聚体 9.22 μg/ml。梅毒螺旋体抗体凝集试验阳性，梅毒螺旋体抗体特异抗体阳性。

发生的主要问题

急性肾损伤，急性肝损伤，上呼吸道感染，2 型糖尿病。

治疗与护理

患者于 2015 年 11 月 27 日行腹透导管植入术，术后立即开始自动腹透治疗，透析过程顺利，尿量每日 2 500 ml 左右，超滤每日 $-200\sim300$ ml，同时给予抗感染、保肝、纠正贫血、营养支持等治疗。

护理要点

1. 严密观察病情变化・保持房间空气清新，定时开窗通风，每日紫外线消毒 2 次。观察监测生命体征，记录出入量。保持皮肤清洁干燥，及时更衣，更换床单被套等，防止继发感染。定期抽血复查。

2. 注意出血风险・患者入院时存在凝血功能障碍，可能与肝功能损害有关。护理时应密切注意出血风险。每天要检查皮肤黏膜，查看有无出血点及瘀斑，观察有无鼻出血，询问大小便性状，有无血尿或黑便等。同时避免发生外伤，移动患者时动作应轻柔，治疗操作时避免肌肉注射，减少静脉穿刺等。

3. 腹透护理・患者置管后即开始腹透治疗，选择自动化腹膜透析（APD）治疗便于精确控制腹透灌入液体容量，降低机械性并发症风险，减少手工交换次数，避免感染。APD 治疗模式为持续性循环腹膜透析（CCPD）。前 3 天使用 1.5%腹透液 1 L×4 次循环，每个循环留腹 2.0 小时；3 天后改为 1.5%腹透液 2 L×4 次循环，每个循环留腹 2.5 小时；白天 1.5%腹透液 2 L 留置腹腔。

4. 隧道出口处及导管护理・保持腹透导管的固定，避免牵拉和损伤出口处。观察隧道出口处皮肤有无红、肿、热、痛及分泌物，观察出口处有无透析液渗漏；观察透析液进出是否通畅，及时发现是否有堵管、大网膜包裹的情况。操作时戴口罩帽子，严格洗手，及时更换敷料，保持局部皮肤干燥，防止感染的发生。洗澡时注意保护出口处，避免潮湿、牵拉等。

5. 饮食护理・每日蛋白质的摄入量为 1.2 g/kg，营养师根据患者个体情况调整饮食。鼓励进食高蛋白、高热量、高维生素、易消化的食物。限制高钠、高钾食物，控制饮水量，同时注意保持大便通畅。每日测量体重，定期随访血清白蛋白、血红蛋白、肌酐等指标。

6. 安全管理・患者对疾病及药物相关知识不了解。以多种方式耐心向患者及家属宣教疾病相关知识。告知患者注意不可随意用药，加强非处方药的管理教育，不可自行服药，同时注意用药安全，服药时注意食物药物禁忌等。应该在医师的指导下规范用药，提高对药物使用的认识，减少或避免药物引起的损害。

7. 心理护理・疾病突发，且病情严重，患者为自己随意服药饮酒产生严重后果懊恼，担忧预后。护士及家属多安抚患者情绪，给予积极情感支持，减轻精神压力，保持心理平衡，耐心宣教讲解腹透治疗的注意事项及疾病预后，让患者正确认识自己病情，消除恐惧，增强对治疗的信心，积极配合治疗。

临床转归

患者尿量持续增多，肾功能逐渐恢复，于 2016 年 2 月 3 日停止腹透。具体实验室指标及尿量情况见表 31－1。

表 31－1　实验室指标及尿量情况

日期	血红蛋白 (g/L)	谷丙转氨酶(U/l)	谷草转氨酶(U/l)	尿素氮 (mmol/l)	血肌酐 (μmol/L)	尿酸 (μmol/L)	24 小时尿量(ml)
2015 年 12 月 3 日	56	31.0	67.03	44.5	937.3	706.0	2200
2015 年 12 月 5 日	50	17.8	42.3	31.4	588.4	628.1	4500
2015 年 12 月 10 日	87	33.1	43.0	12.7	155.2	377.3	3500
2015 年 12 月 17 日	92	33.5	42.0	10.0	120.6	431.1	3000
2015 年 12 月 19 日	131			7.4	111.5	491.0	2500
2016 年 1 月 28 日	133	22.4	30.3	4.5	76.6	432.8	2200

护理经验与体会

该患者急性肝肾损伤原因与药物滥用直接相关。患者平素有长期滥用酒精史，因“感冒”自行口服含有乙酰氨基酚感冒药 7 片/日，短时间内发生严重肝肾损害。据报道，大量对乙酰氨基酚产生有毒代谢产物导致肝坏死等，而长期嗜酒者过量使用对乙酰氨基酚的肝毒性大于非嗜酒者。我国《普通感冒规范诊治的专家共识(2012)》明确指出对乙酰氨基酚的作用机制及超量使用可以导致毒性，严重者可引起多脏器功能障碍等，多脏器功能障碍合并急性肾损伤(acute kidney injury，AKI)预后不良，是临床的一种危急重症。

连续性肾脏替代治疗是合并少尿重度急性肾损伤常规治疗。该患者由于梅毒阳性，加之血透后出现显著的出血倾向，所以我们临床上斟酌后考虑采用更为安全的腹透模式进行替代治疗。运用腹透治疗多脏器功能衰竭合并急性肾损伤以往并不多见，实际上近年来小规模研究显示腹透治疗 AKI 具有相当的优势，如可以平稳持续地清除毒素，保持心血管系统稳定，避免出血风险，减少感染机会，促进肾脏功能恢复。同时选择自动化腹透进行换液更具有优势，节省人力，并能减少交叉感染。在护理工作中护士在掌握腹透治疗方案的同时，严密观察病情变化，腹透超滤情况，患者心理情况，饮食营养情况，导管通畅是否飘管等，发现异常及时干预，切实保障患者安全尽快恢复健康。

专家点评

刘楠梅

临床上多脏器功能障碍合并急性肾损伤是比较常见的一种危重症，具有较高的病死率和致残率，有研究表明，其病死率＞50％，是严重威胁人类健康的一种疾病。对于急性肾损伤的治疗手段，早在20世纪70年代，腹透就已经被广泛用于AKI的治疗，尽管多项研究证实腹透的疗效，但由于血液透析、血液滤过等技术的广泛应用，腹透治疗AKI逐渐被边缘化。目前发达国家AKI患者的肾脏替代治疗主要是以CRRT为主，对于腹透主要担忧高代谢AKI患者是否能充分透析。要达到与血液透析相当的效果，每日腹透液交换次数要高达18～22次，这种情况下显然APD换液更具有优势，也更能节省人力。配有循环控制装置的自动化腹膜透析(APD)在20世纪80年代进入临床，降低了急性肾损伤患者腹膜炎的发生率并且能有效地控制代谢及电解质。临床上运用腹透治疗多脏器衰竭急性肾损伤患者，不仅可以降低致残率和死亡率，在一定程度上还能改善临床生化指标，使患者的肾功能恢复，促进患者康复。同时腹透具有血流动力学稳定，不需要抗凝等优势。

(李红仙　赵　欣　沈　霞　王　娟)

参考文献

[1] 张凤怡. 口服过量对乙酰氨基酚致肝衰竭1例[J]. 中国药物滥用防止杂志. 2017,23(6): 360-361.
[2] 周巍,胡伟锋,韩国锋,等. 腹膜透析在急性肾损伤中应用一例[J]. 中华肾病研究电子杂志,2016,6(5): 141-143.
[3] 余乐,俞雨生. 腹膜透析治疗急性肾损伤现状[J]. 肾脏病与透析移植杂志,2016,2(25): 82-85.
[4] 王颖,王海云,陈丽萌. 自动化腹膜透析在急性肾损伤中的应用[J]. 中国血液净化,2016,10: 563-565.

病例32　糖尿病腹膜透析患者并发下肢动脉硬化闭塞的护理

病史概述

患者男性，64岁。因"泡沫尿8年，腹透3年，发热3天"入院。

患者于入院前8年出现泡沫尿增多，查尿蛋白阳性，诊断为"糖尿病肾病"。2016年7月因"慢性肾脏病5期"开始腹透治疗。本次入院(2019年8月28日)前3天出现发热，最高体温39℃，至我院急诊予头孢曲松抗感染后体温恢复正常，病程中出现双下肢麻木明显并伴有足底疼痛，出现间歇性跛行，以"尿毒症，糖尿病肾病，维持性腹透"收治入院。患者既往有“2型糖尿病”15年，合并有糖尿病周围神经病变、周围血管病变、视网膜病变、双眼白内障，遗留左眼明显视力障碍，目前血糖控制良好，有两次脑梗死病史，无明显神经系统后遗症，有吸烟史10余年。

体格检查

患者意识清楚，自主体位，全身皮肤未见黄染、出血点，巩膜无黄染，结膜无苍白；双眼睑无水肿；右眼视力光感，颈静脉无怒张；双侧呼吸音清，未闻及干湿啰音。心脏浊音界正常，心律齐，无异常心音，腹软，无压痛无反跳痛，肝颈反流征(−)，移动性浊音阴性，肝、脾肋下未扪及，肠鸣音3次/分；双肾无叩击痛；双下肢水肿(+)。下肢足背皮温冷，脚趾皮肤发黑，足背动脉搏动弱(图32-1)。神经系统检查正常。体温37℃，脉搏80次/分，呼吸12次/分，血压96/50 mmHg。

辅助检查

实验室检查结果(2019年8月29日)：空腹血糖13.8 mmol/L，餐后2小时血糖20.2 mmol/L，糖化血红蛋白12.1%，血ALT 54 U/L，AST 67 U/L，白蛋白32 g/L，球蛋白39 g/L，血钾3.53 mmol/L，血钠138 mmol/L，血氯106 mmol/L，血磷1.79 mmol/L，血钙2.07 mmol/L，血尿素氮21.4 mmol/L，肌酐683 μmol/L，尿酸632 μmol/L，血红蛋白94 g/L，红细胞计数2.92×10^{12}/L，白细胞计数11.2×10^{9}/L，血小板计数103×10^{9}/L，CRP>160 mg/L，PCT 0.50 ng/ml，NT-proBNP 11 100 pg/ml。

胸部CT检查示(2019年8月30日)：右肺磨玻璃小结节，两肺散在少许炎症；两侧胸腔积液，两肺下叶部分不张、右侧为甚；心影饱满，冠脉区致密影。

下肢动静脉彩色多普勒超声示(2019年9月9日)：双侧股总动脉频谱动脉形态异常，考虑近心段狭窄。双侧股浅动脉、腘动脉管腔狭窄，血流束变细，双侧胫后动脉闭塞，内见少量血流信号。双侧下肢动脉血管硬化伴双侧股总动脉、股浅动脉、股深动脉、腘动脉、胫前动脉、胫后动脉、足背动脉多发斑块形成，血流充盈有缺损。双侧下肢深静脉管腔内血流通畅，未见栓塞表现。

发生的主要问题

糖尿病足干性坏疽、双下肢动脉血管硬化伴多发斑块形成、糖尿病周围神经病变、尿毒症、肺部感染、心力衰竭。

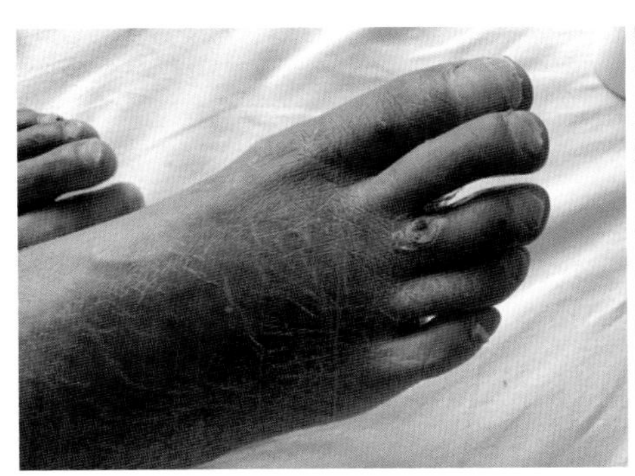
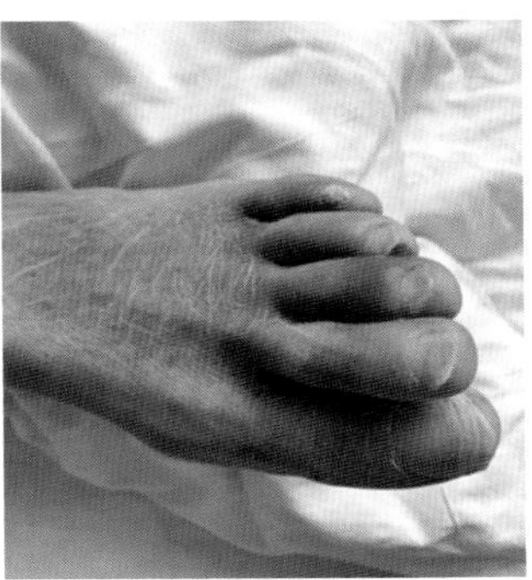

图32-1 足部查体表现

治疗与护理

2019年8月28日：患者入院后遵医嘱予持续性不卧床腹透，1.5%低钙腹透液2L与2.5%低钙腹透液2L交替，每日4次；头孢哌酮/舒巴坦抗感染，胰岛素控制血糖，纠正贫血及电解质紊乱、营养支持、调节肠道菌群等对症治疗。

2019年9月6日：患者双下肢血管反应性变差，发生干性坏疽，遵医嘱加用前列地尔改善微循环，甲钴胺片营养周围神经，予脚趾间创面消毒处理。监测血糖，调整胰岛素剂量。予人血白蛋白静滴，改善营养状况。每日观察患者双下肢皮温和感觉。触摸双侧足背动脉、胫前动脉和胫后动脉，观察搏动强弱变化及搏动的对称性。

2019年9月9日：患者胸闷、气促明显，不能平卧，心脏负荷加重，予右颈内血透置管，遵医嘱行连续性肾脏替代治疗治疗，每周3次，同时人血白蛋白静滴支持治疗。非血液透析日行腹透治疗：间歇性腹膜透析，1.5%低钙腹透液2L与2.5%低钙腹透液2L交替，日间交换4次。使用丹参静滴活血。

2019年9月12日：遵医嘱予患者经口肠内营养，瑞代500 ml/d，加用美罗培南抗感染治疗。

2019年9月17日：患者胃肠道耐受性下降，予右腹股沟置深静脉行肠外营养。予奥美拉唑(奥克)抑制胃酸治疗。患者血象无明显好转(图32-2、图32-3)，遵医嘱加用万古霉素静滴抗感染。

2019年9月30日：停用美罗培南，调整为特治星联合万古霉素抗感染。

2019年10月17日：患者心率、血压、血氧饱和度持续下降，呈点头样呼吸，抢救无效，宣告临床死亡。

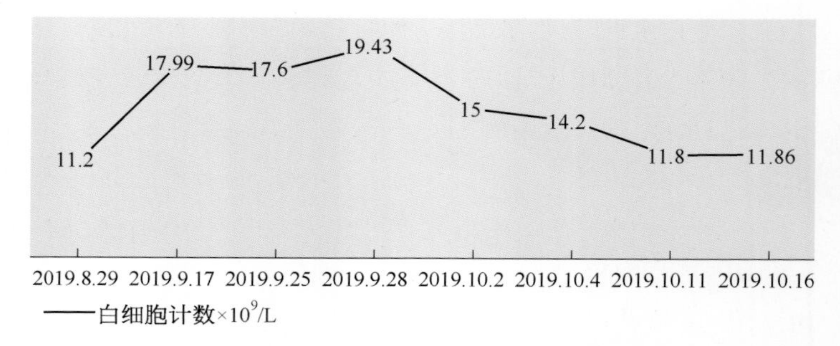

图 32 - 2　白细胞计数变化趋势图

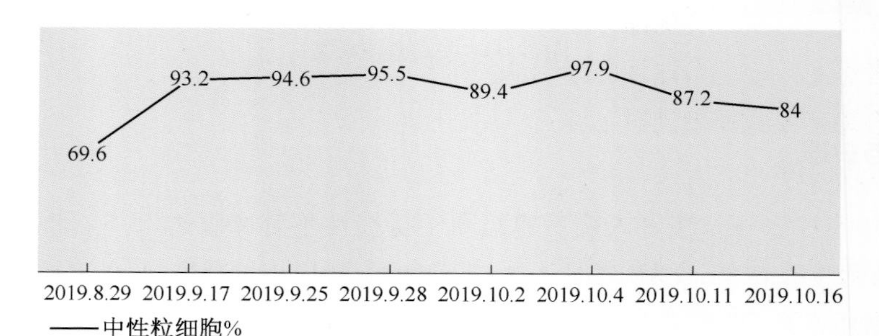

图 32 - 3　中性粒细胞变化趋势图

2019 年 8 月 29 日：CRP＞160 mg/L，PCT：0.50 ng/ml。

2019 年 10 月 16 日：CRP 108 mg/L，PCT：0.57 ng/ml。

临床转归

患者基础疾病较多，全身一般情况差，且拒绝截肢治疗，最终因糖尿病足感染性休克死亡。

护理经验与体会

在对该患者糖尿病足干性坏疽的护理中，做到了创面的充分暴露，抬高下肢，予创面每日 2 次消毒换药。并持续监测患者下肢的皮温及动脉搏动情况。遵医嘱使用改善微循环，活血化瘀，抗感染的药物。监测患者血糖波动，并及时予以处理。换药过程中，首先采用复合碘签消毒创面周边，待干后，予 0.9%生理盐水 100 ml＋4 U 胰岛素进行清洗创面，充分暴露，自然待干。然而患者全身情况差，基础疾病多，糖尿病足进展严重，综合患者本人和家属的意愿未行下肢动脉造影、血运重建术或截肢术。

糖尿病足是糖尿病慢性并发症中发病率、致残率、致死率均高的一种严重的并发症，对患者的生活质量和生命质量造成严重的威胁。而糖尿病腹透的患者较高的胰岛素使用剂量和较低的血浆白蛋白水平，增加了糖尿病腹透患者下肢动脉闭塞症发病的危险因素，所以合并糖尿病的腹透患者糖尿病足部溃疡发病率较高。因此，针对糖尿病腹透的患者应在开始腹透时即通过详尽的病史采集和体格检查等进行外周动脉疾病的筛查。虽然药物治疗和介入性治疗可以在一定程度上缓解或延缓外周动脉疾病的进展，但预防、早期诊断和治疗可以改善患者的预后和生活质量。而糖尿病肾病行腹透的患者足部病变状况比较严重，但足部自我护理行为较差，所接受的教育和指导不够。

所以在今后工作中，应针对所有进入腹透的糖尿病患者做到糖尿病足的评估和足部溃疡的高危筛查。做好健康教育，让患者及家属都认识到长期控制血糖的重要性，提高依从性。对筛查出的糖尿病周围神经病变、足癣、皲裂等高危足积极治疗原发病。因糖尿病的透析患者患足溃疡的可能性高，故教会患者每日足部的清洁、保养和检查尤为重要，我们可以教会患者及家属做到以下几点：

(1) 每天洗脚，使用温水(37～40℃)，不使用刺激性洗涤剂清洗，不超过5分钟。

(2) 干毛巾擦干，尤其是趾间，可使用一条浅色系毛巾，方便观察。

(3) 皮肤涂润肤霜，避免在趾间使用爽身粉。

(4) 洗脚后仔细检查有无皮肤病变，有病变及时就诊。

(5) 不要自行处理或修剪病变处，不要用鸡眼膏去鸡眼。

(6) 不要赤足走路。

(7) 不要用热水袋或电热毯等热源温暖足部，可穿厚毛巾袜。

(8) 每日做小腿和足部运动。

(9) 吸烟对糖尿病大血管尤其不利，必须戒烟。

(10) 不穿码数小的鞋，袜子应选全棉或羊毛的，松软合脚、透气性好、吸水性强。过小或袜口过紧会压迫足背动脉，影响足部血液循环。

(11) 不到公共浴室修脚，不随意处理脚底的足茧，避免交叉感染。

(12) 每年专科检查脚部1次，包括感觉和血管搏动。

专家点评

边　帆

本病例患者死于糖尿病足感染，在其全部病史中存在外周动脉疾病(peripheral arterial disease, PAD)诸多危险因素。慢性肾脏病(chronic kidney disease, CKD)CKD患者的PAD风险比非CKD患者高82%，PAD与心血管疾病(cardiac vascular disease, CVD)风险增加和过早死亡之间存在相关性。目前认为PAD传统的危险因素有年龄大，吸烟，缺乏运动，高血压，糖尿病、血脂异常(LDL胆固醇升高、HDL胆固醇降低)以及估算肾小球滤过率(estimate glomerular filtrate rate, eGFR)下降。新近的研究发现患者的炎症状态、血栓形成状态、氧化应激、糖化血红蛋白、胰岛素抵抗和碱性磷酸酶与PAD风险增加相关。

CKD 5 期周围神经病变导致足部的感觉丧失继而发生未引起注意的损伤，导致神经性溃疡和组织缺损的发生；周围神经病变的运动成分损伤可导致肢体远端肌肉萎缩甚至足部畸形，这均可能是由于足部局部压力增加导致；周围神经病变的自主性成分可引起皮肤干燥和裂痕，而这更易引起轻微创伤带来的更大危害，从而增加了继发感染的风险。

临床上踝肱脉压比值与事件 PAD 的相关性比收缩压更强，其可能比收缩压更好地反映外周动脉僵硬。比值正常说明下肢的血液供应充足，这对于及时有序的康复至关重要，有资料表明患有糖尿病的透析患者与非透析糖尿病患者相比，患足溃疡的可能性是 3 倍以上，而截肢的可能性是其 7 倍以上。

本例患者的血磷异常超标，目前统计认为患有足部溃疡的透析患者平均血磷水平升高，升高的血磷加重了血管钙化，加剧了外周动脉疾病的发展。

（戴静静）

参考文献

[1] 关小宏. 关于我国糖尿病足防治策略的探讨[J/CD]. 中华损伤与修复杂志(电子版)，2016，11(2)：84－89.
[2] 史均宝，孙庆华，聂建东，等. 糖尿病腹膜透析患者下肢动脉硬化闭塞症的临床状况分析[J]. 北京大学学报(医学版)，2013，45(01)：109－113.
[3] 南蕾，王彩丽，董捷，等. 糖尿病腹膜透析患者新发足部溃疡及危险因素分析[J]. 中华肾脏病杂志，2017，33(09)：663－669.
[4] 杜营营，高歌，关小宏，等. 糖尿病足防治及护理进展[J]. 中华损伤与修复杂志(电子版)，2017，12(05)：389－391.
[5] Chen J, Mohler E R, Xie D, et al. Traditional and non-traditional risk factors for incident peripheral arterial disease among patients with chronic kidney disease [J]. Nephrol Dial Transplant, 2016，31(7)：1145－1151.

病例 33 腹透患者长期口服糖皮质激素导致腰腹部皮肤纤维断裂的护理

病史概述

患者女性，31 岁。患者于 2017 年 11 月诊断"急进性肾小球肾炎、抗肾小球基底膜抗体病"，根据病情予以甲泼尼龙 250 mg 静脉治疗×2 天后改为口服甲泼尼龙(美卓乐) 16 mg 每日 3 次，并予环磷酰胺冲击治疗 3 次、临时深静脉置管行血液透析和血浆置换治疗。因肾功能无法恢复于 2017 年 12 月 29 日行腹透置管术，2018 年 1 月 9 日开始规律腹透，当时腹透方案为：2.5%低钙腹透液2L×1袋、1.5%低钙腹透液2L×3袋每4小时1次日间非卧床腹膜透析（DAPD），2018年1月19日病情稳定后拔除临时深静脉后出院。出院后遵医嘱继续长期口服甲泼尼龙（美卓乐）激素16 mg每日3次、居家腹透治疗，定期门诊随访。2018年4月14号患者曾有疑似癫痫发作，外院予左乙拉西坦治疗，并临时行连续性肾脏替代治疗1周，于病情平稳后继续居家腹透治疗。

治疗与护理

患者于2018年4月28日因双下肢水肿来我院腹透门诊就诊，遵医嘱腹透调整方案为2.5%低钙腹透液2L×3袋、1.5%低钙腹透液2L×1袋CAPD，加强超滤，增加透析充分性，并嘱患者控制水分摄入。调整治疗后每日超滤量1 000 ml，尿量400 ml，水肿明显缓解。于2018年8月1日再次出现水肿，腰腹部开始出现多处皮肤纤维断裂（萎缩纹），考虑长期口服糖皮质激素药物，促使蛋白质纤维分解，弹性纤维分解而断裂，遵医嘱调整甲泼尼龙（美卓乐）口服剂量，由之前16 mg每日3次，更改为早12 mg、中12 mg、晚8 mg，调整腹透方案为2.5%低钙腹透液2L×4袋CAPD，来加强超滤，并控制水分摄入，每日腹透超滤量1 500 ml，水肿减轻，继续腹透治疗。2018年12月1日患者腰腹部皮肤纤维断裂处出现多处水疱，全身水肿明显，再次调整美卓乐口服剂量，逐渐减量至4 mg每日1次，腹透方案更改为2.5%低钙腹透液2L×3袋、1.5%低钙腹透液2L×2袋，每3小时1次DAPD来加强超滤，减轻容量负荷，并嘱患者平卧位腹透治疗，减轻腹压。

腹透专科护士针对患者皮肤问题进行健康教育：穿柔软的衣服，注意个人卫生，避免外伤，勤剪指甲，避免骚抓皮肤而引发皮肤破损，避免使用纸质或透明胶带固定出口处敷料导致的皮肤过敏或者撕拉胶带不当引起皮肤破损；出口处敷料选用自黏性外科敷料，更换敷料如皮肤出现干燥难以撕脱时，则建议先用棉签蘸0.9%生理盐水湿润敷料周围一圈，等敷料周围一圈被浸润后，再轻轻撕脱敷料，来预防皮肤纤维水疱破裂致感染；如遇到皮肤渗水则需要立即就医，建议先用无菌纱布覆盖保护创面，切勿擅自挤压水疱或处理伤口不当引起的皮肤感染，经过这一系列治疗护理后，患者全身水肿减轻，腰腹部皮肤纤维断裂引起的多处水疱面积大小可见缩小，继续予以规律腹透治疗，加强随访。

2019年2月15日电话随访得知，该患者再次全身水肿明显，体重增长10 kg，出现心力衰竭，腰腹部皮肤纤维断裂引起水疱个数增多、面积增大、水疱饱满且几处水疱可见渗液，在当地医院就诊，外院予以暂停腹透替代治疗改为血液透析治疗。

发生的主要问题

腹部萎缩纹致皮肤水肿。

表 33－1　腹部皮肤变化情况

2018 年 8 月 1 日，患者腰腹部出现多处皮肤紫纹：皮肤纤维断裂（萎缩纹）	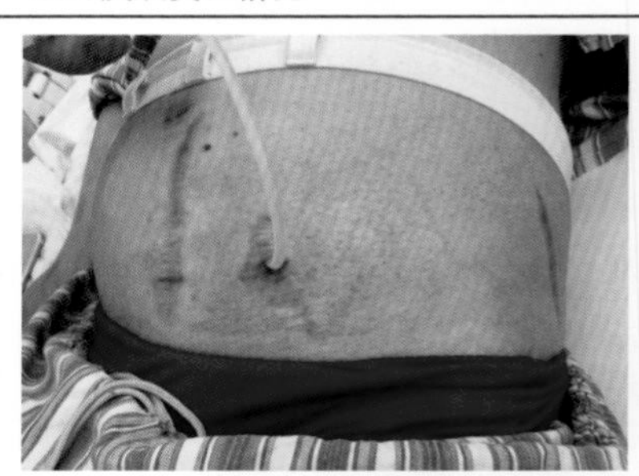
2018 年 12 月 1 日，患者腰腹部皮肤纤维断裂引起多处水疱	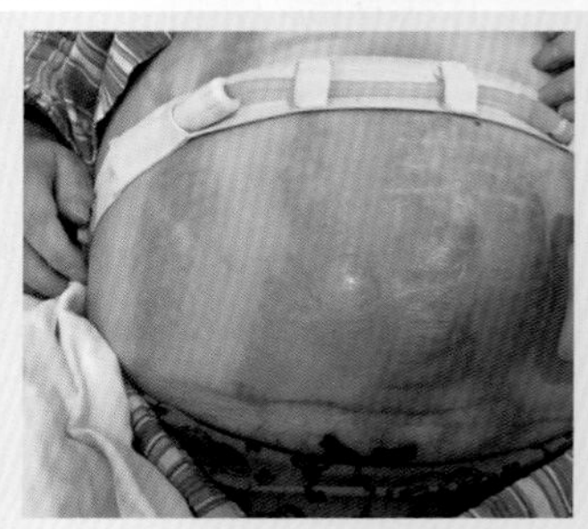
2019 年 2 月 15 日患者腰腹部皮肤纤维断裂引起大面积多处水疱，且几处水疱可见少许渗液	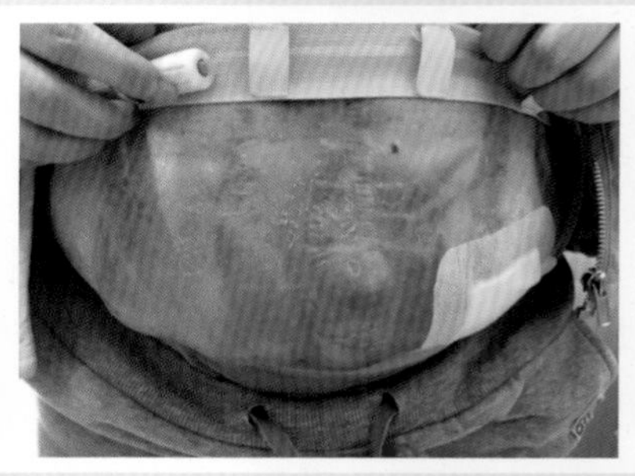
2019 年 2 月 27 日患者暂停腹透 12 天后，腰腹部皮肤纤维断裂引起大面积多处水疱明显减退，但还是存在皮肤纤维断裂（萎缩纹）	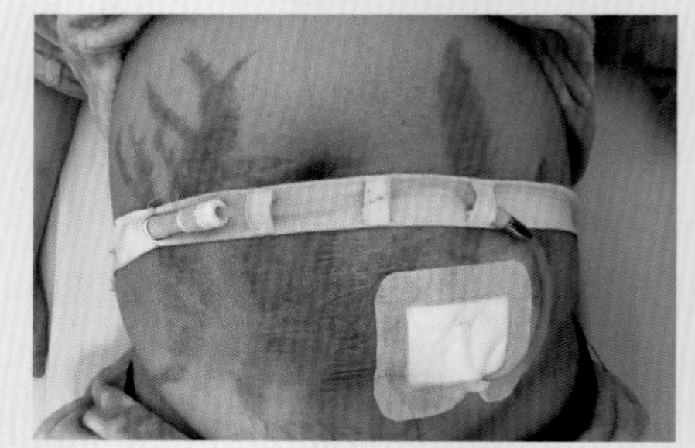

临床转归

患者最终因反复容量负荷过重、腹壁水肿，且腹腔内留置透析液可能进一步增加腹壁组织张力，导致腰腹部皮肤纤维断裂严重，无法继续腹透治疗，转外地血透中心行长期血液透析肾脏替代治疗。

护理经验与体会

案例反思：本次案例中究竟是什么原因会引起腹透患者腰腹部皮肤纤维断裂？

引起弹性纤维断裂的原因有：①青春期飞快发育，或者过度肥胖，弹性纤维的生成小于机体的发育速度，弹性纤维被撕断；②某些内分泌疾病，糖皮质激素分泌过多，弹性纤维分解而断裂；③长期口服某些糖皮质激素药物，或长期外用激素，促使蛋白质纤维分解，弹性纤维分解而断裂；④其他各种因素导致的弹性纤维断裂分解。该患者长期口服糖皮质激素药物，内分泌发生变化，肾上腺皮质类固醇激素过多，增加弹力纤维蛋白分解，使胶原纤维、弹力纤维变性，并抑制成纤维细胞功能，出现向心性肥胖、皮肤菲薄再加上腹透时腹腔压力大、皮肤弹力增高而致皮肤过伸，弹力纤维断裂而引起本症状。

本次案例提醒腹透护士需要重视对长期口服激素的腹透患者的随访，注意监测容量情况，及时调整透析处方加强超滤，有效预防容量负荷过重发生。可以采用 APD 治疗的方法，减轻腹压，防止此类病例再次发生。

专家点评

宋亚香

抗肾小球基底膜病(glomerular basement membrane，GBM)是由抗 GBM 抗体介导的以肾、肺为主要受累器官的全身性免疫性疾病，大部分患者短期之内出现急进性肾功能衰竭和(或)急性呼吸窘迫综合征，该病进展极其迅速，病情凶险。近年来，由于尽早开展血浆置换联合糖皮质激素及免疫抑制剂的应用，使抗 GBM 病的死亡率明显降低，但维持期治疗中的不良反应仍需引起极大的重视，包括糖皮质激素及免疫抑制剂长期应用的副作用、维持性肾脏替代治疗相关并发症等。本例报道中的患者出现皮肤紫纹及水疱的病因主要为糖皮质激素应用及高容量负荷状态，前者引起向心性肥胖、皮肤菲薄、皮肤弹性纤维断裂、水钠潴留，后者加重皮肤张力及微炎症反应。为预防类似并发症的发生，可加强患者用药及腹透治疗宣教，按医嘱及时调整糖皮质激素剂量及腹透方案，密切监测体重，保证透析充分性。

（王丽雅　阮超群）

参考文献

[1] 郑丽君，黄贺，洪小洁，等. 大量外用糖皮质激素致皮肤萎缩纹1例[J]. 皮肤性病诊疗学杂志，2019，26(06)：363-364.
[2] 白荷荷，郑南波，聂晓静，等. 糖皮质激素致皮肤萎缩纹的病例报道及文献分析[J]. 药学服务与研究，2020，20(01)：

32 - 36.
[3] 王家林,朱劲刚,等.美皮康敷料预防患者腹膜透析导管口感染的临床研究[J].中华医院感染学杂志,2014,24(15):3761 - 3763.

病例 34 腹膜透析管腹内段在腹腔内断裂的治疗与护理

病史概述

患者女性,39 岁。2011 年诊断"慢性肾脏病 4 期",肾功能不全逐渐进展,2013 年 1 月 9 日以外科切开法行腹透置管术,术后 2 个月开始行腹透治疗。此次发病前腹透方案为 CAPD,2.5%葡萄糖透析液 3 袋/日,超滤量约 1 000 ml/d,无尿。

2017 年 2 月 6 日起,患者发现腹透换液时引流缓慢,负超滤量达 200～400 ml/日,持续近 1 周,因而就诊。腹部平片和腹部 CT 平扫发现腹透导管腹内段缺失断裂(图 34 - 1、图 34 - 2)。详细询问病史发现患者常进行抱举重物等增加腹腔压力的动作,否认牵拉腹透导管、腹部外伤等情况。

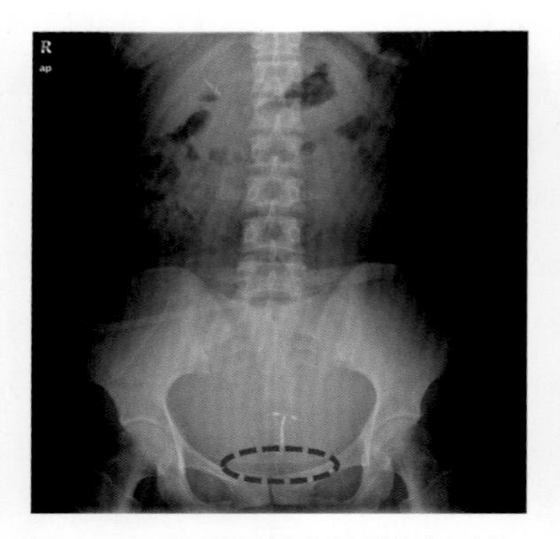

图 34 - 1 腹膜透析管断裂腹部平片:断裂的腹透导管横卧于近耻骨联合

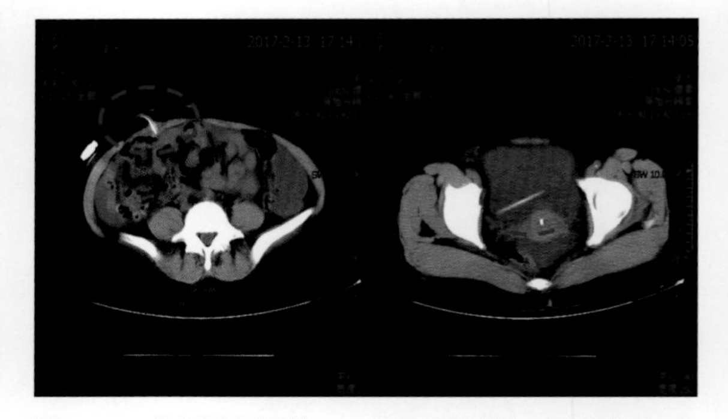

图 34 - 2 腹透导管断裂 CT:腹透导管深卡于腹直肌内,相邻层面未见腹透导管腹内段,膀胱上方见断落、游离的腹透导管

腹部平片示:腹透导管留置。右上腹金属影。

上下腹部 CT 示:双肾萎缩,盆腹腔积液,腹腔引流管留置中。

发生的主要问题

腹透导管腹内段断裂。

治疗与护理

（1）暂停腹透，行中心静脉置管、临时血液透析治疗。

（2）患者约90°弯腰，才能引流腹透液，并留取引流液标本排除腹膜炎。

（3）请普外科会诊，2017年2月15日行腹腔镜下腹透导管拔除及断端取出术＋腹透导管重置术。

（4）术后继续临时血液透析2周，而后行自动化腹透机治疗：1.5%腹透液5 L×2袋/日，NIPD治疗模式。总治疗量为6 L，每次入量为1 L。总治疗时间为8小时，超滤量约为600～800 ml，4天后开始CAPD：1.5%PD液1 L×2次，2.5%PD液1 L×2次，超滤量800～1 100 ml。术后4周无不适主诉，无腹透相关并发症出现，调整腹透处方为CAPD，2.5%腹透液2 L×3袋。

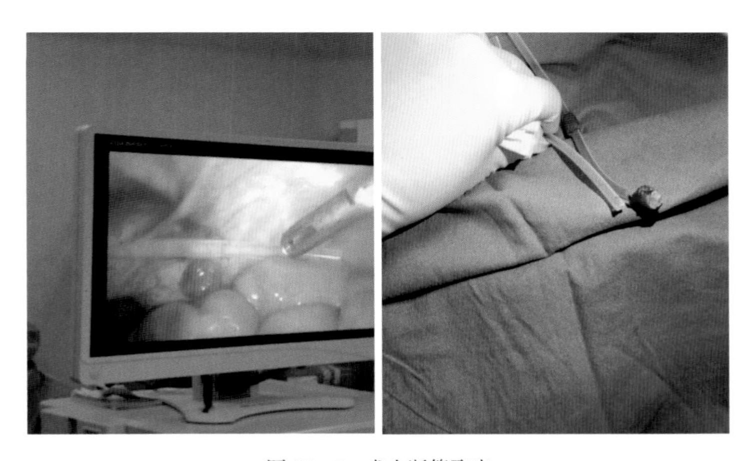

图34-3　术中断管取出

临床转归

患者恢复CAPD后随访至今，未再出现腹透相关机械性并发症。

护理经验与体会

腹透治疗过程中出现腹透导管断裂并不常见，多出现在导管腹外段。可能的原因包括锐器损伤，暴力拉扯导管、硅胶材质导管长期接触消毒剂或油膏，导管老化等。导管腹内段断裂的报道极为少见。本例出现腹透导管腹内段断裂原因不明，或与抱举重物等动作有关。

为避免此类情况发生，需注意以下方面：

(1) 腹透导管置入前应仔细检查腹透导管及涤纶套的质量。笔者曾发现个别腹透导管管体存在气泡、局部薄弱等情况。如发现问题必须更换。

(2) 导管置入时手法应轻柔。目前 Seldinger 法穿刺置管日益普及，推送深部涤纶套进入腹直肌层时尤其需注意避免损伤导管。

(3) 加强宣教，提高患者对腹透导管的保护意识。

(4) 术后必须妥善固定腹透导管，使用腹透导管专用腰带，避免扭曲，撕拉，牵拉损伤等，以防受压，使腹透导管壁变薄断裂。

(5) 注意避免腹部局部受力或被重物撞击，避免进行重体力活动和剧烈运动，如需健身等活动时应完全引流后进行。

(6) 防止任何锐器接触腹透导管，如剪刀、别针、回形针等。

(7) 导管出口处换药时用安尔碘消毒后及时要用生理盐水清洗干净，避免长期接触消毒液促进导管老化断裂；出口处建议使用乳膏预防性抗感染。

专家点评　顾爱萍

腹透常见的导管相关并发症包括移位、堵塞、出口处渗液、出血、出口处感染、浅层涤纶套外露等。随着腹透时间的延长，会由于日常牵拉、扭曲折叠、化学性物质的腐蚀等原因导致管路破损，但腹内段断裂的报道极为少见。本病例患者因超滤显著减少就诊，经腹部平片及 CT 迅速明确诊断，经过多学科协作联合外科行手术治疗，术后血透过渡后，现继续腹透治疗，未出现其他并发症，预后良好。为预防类似情况的发生，应加强患者对腹透导管的保护意识，避免任何引起导管破裂的危险因素。

（黄佳颖）

参考文献

[1] Kaneshiro N, Sakurada T, Hachisuka R, et al. Rupture of subcutaneous peritoneal dialysis catheter by stretching exercise: A case report [J]. Adv Perit Dial, 2016,32: 3 - 6.

[2] Szeto C C, Li K T, Johnson D W, et al. ISPD catheter-related infection recommendations: 2017 update [J]. Perit Dial Int, 2017,37(2): 141 - 154.